Bisher erschienen von Sven-Jörg Buslau im Heyne Verlag
folgende Titel
Teebaumöl praktisch anwenden (Band Nr. 08/5094)
Kombucha – der Tee mit großer Heilkraft (Band Nr. 08/5131)
Teebaumöl für Kinder (Band Nr. 08/5144)
Das Niembaum-Praxisbuch (Band Nr. 08/5147)
Natürlich gesund durch die Kraft der Grapefruitkerne
(Band Nr. 08/5147)
Johanniskraut (Band Nr. 08/5162)

Alle Angaben in diesem Buch beruhen auf dem aktuellen Stand von Wissenschaft und Forschung. Grundsätzlich sollten jedoch alle Befindlichkeitsstörungen mit einem Arzt besprochen werden, ehe eine Selbstbehandlung vorgenommen wird. Insbesondere muß geklärt werden, daß die vorliegenden Beschwerden nicht Symptome von Krankheiten sind, die dringend ärztlicher Behandlung bedürfen. Für den Erfolg bzw. die Richtigkeit der Anwendungen in jedem Einzelfall können Autoren, Produzenten oder Verlag deshalb keinerlei Gewähr übernehmen.

Dr. med Renate Lange/Sven-Jörg Buslau

Blasenentzündung natürlich heilen

Erkennen, vorbeugen und dauerhaft kurieren

Originalausgabe

WILHELM HEYNE VERLAG
MÜNCHEN

HEYNE RATGEBER
08/5158

Umwelthinweis:
Dieses Buch wurde auf chlor- und säurefreiem Papier gedruckt.

Konzeption und Realisation: Livingston Media, Hamburg
Printed in Germany 1997
Lektorat: Gisela Klemt
Umschlaggestaltung: Atelier Adolf Bachmann, Reischach
Umschlagabbildung: Masterfile/Bavaria Bildagentur, Gauting
Satz: Layer, Ostfildern
Druck und Bindung: Ebner Ulm

ISBN 3-453-13251-3

Inhalt

Vorwort

Alle Krankheiten, die mit der Blase zusammenhängen, haben eines gemeinsam: Man spricht ungern darüber. Die Inkontinenz zum Beispiel, also das Unvermögen, die Blase zu kontrollieren, ist so alt wie die Menschheit. Aber erst seit kurzem bröckelt das Tabu um dieses Leiden, wagt es ein Hersteller sogar, Windelhosen bzw. Einlagen für Erwachsene in TV-Werbespots anzupreisen. Doch kennen Sie jemanden, der inkontinent ist und darüber spricht? Das Leiden der Betroffenen ist groß, denn sie verlieren nicht nur die Kontrolle über ihre Blase, sondern oft auch ihre Spontaneität und trauen sich letztlich nicht mehr aus dem Haus.

Wer schon einmal eine Blasenentzündung hatte, dem wird vielleicht noch die von vielen empfundene Peinlichkeit dieser Erkrankung in Erinnerung sein. Mal ganz ehrlich: Haben Sie Fremden, also zum Beispiel dem Chef gegenüber wirklich von einer Blasenerkrankung gesprochen? Oder haben Sie einen Virus, eine Erkältung vorgeschoben?

Wenn Sie zu den wenigen gehören, die in solchen Fällen die wahre Krankheitsursache nennen, sind Sie auf dem richtigen Weg. Denn für welche Behandlung Sie sich auch entscheiden – eine Heilung ist kaum möglich, wenn Sie die Blasenentzündung tabuisieren. Und schließlich verhindert nur eine völlig ausgeheilte Blasenentzündung, daß Krankheitskeime durch die Harnleiter in die Nieren aufsteigen und dort sogar lebensbedrohliche Krankheiten auslösen können.

Die Naturmedizin bietet eine Vielfalt von Methoden zur Behandlung von Blasen- und Nierenleiden. Und nicht selten werden Krankheiten auch von seelischen Problemen ausgelöst (psychosomatische Leiden). All diese unterschiedlichen Aspekte haben wir in unserem Ratgeber berücksichtigt.

Im ersten Teil dieses Buches erfahren Sie Wissenswertes über Blase und Nieren. Denn bevor man über Krankheiten und deren Heilung spricht, sollte man die Organe seines Körpers und ihre Funktionen kennen. Darüber hinaus haben wir zahlreiche Fragen von Patienten zu diesem Thema gesammelt, die im Rahmen des Buches beantwortet werden.

Im zweiten Teil berichten wir über natürliche Methoden zur Vorbeugung und Heilung von Krankheiten rund um die Blase. Diese sollten Sie jedoch immer in Absprache mit Ihrem Arzt oder Heilpraktiker anwenden.

Die Autoren

1. Teil

Wissenswertes über Nieren und Harnwege

Die Nahrung auf der Reise durch unseren Körper

Ob wir ein Käsebrot essen oder eine Tasse Tee trinken – für unseren Körper macht das zunächst keinen Unterschied. Bis zum Zwölffingerdarm haben schließlich alle festen und flüssigen Nahrungsmittel denselben Weg. Unmittelbar mit dem ersten Biß oder Schluck beginnt der Verdauungsprozeß im Mund durch die Enzyme im Speichel. Dann geht es abwärts durch die Speiseröhre, einem Muskelschlauch, der den Essensbrei Richtung Magen treibt. Der Magen besteht ebenfalls aus Muskeln und faßt zirka zwei bis drei Liter. Er zieht sich rhythmisch zusammen, während in seinem Inneren Salzsäure und das Enzym Pepsin die Nahrung zerlegen. Die Verweildauer der verschiedenen Nahrungsmittel im Magen ist unterschiedlich: Flüssigkeit wird schnell weitergeleitet, ein weichgekochtes Ei verweilt etwa eine Stunde, Fleisch mehr als drei Stunden und Ölsardinen sogar bis zu neun Stunden.

Der Pförtnermuskel am Magenausgang entläßt den sauren, halbflüssigen Speisebrei in Kaskaden in den Zwölffingerdarm, einen 25 Zentimeter langen Abschnitt am oberen Ende des insgesamt sechs Meter langen Dünndarms. Hier münden die Ausführungsgänge der beiden großen Verdauungsdrüsen, Leber und Bauchspeicheldrüse, deren Säfte sich mit der Nahrung vermischen. Die Gallenflüssigkeit kommt aus der Leber und emulgiert Fett, das Sekret der Bauchspeicheldrüse enthält eine Fülle von Enzymen. Unter ihrer Einwirkung zerfallen auf dem weiteren Weg durch den Dünndarm Kohlehydrate, Fette und Eiweiße in einfache Zucker, Glycerin, Amino- und Fettsäuren. Diese chemischen Prozesse im Verdauungssystem werden von Hormonen gesteuert, die über die Blutbahn die entsprechenden Befehle an die Organe weitergeben.

Der Nahrungsbrei ist danach nur noch sehr nährstoffarm. Er wird zusammen mit etwa 250 Gramm abgeschliffenen Ephitelzellen, die der Dünndarm täglich abbauen muß, in den Dickdarm geschoben. Dort fallen Milliarden von Bakterien über die Reste her und zerlegen sogar Ballaststoffe von Früchten und Gemüse. Zugleich wird diesem Brei im Dickdarm Wasser entzogen. Dadurch entsteht ein braun gefärbter, bakterienreicher und mit Zelltrümmern durchmischter Schlackenbrei, der Kot.

Die im Dünndarm aufgenommenen Nahrungsbausteine werden in der Darmschleimhaut aufbereitet und weitergeleitet. Glycerin und wasserunlösliche Fettsäuren werden in den Dünndarmzellen wieder zu Fetten aufgebaut, in Eiweiß eingehüllt und in das Gewebewasser abgegeben. Das so angereicherte Gewebewasser wird durch das Lymphsystem in das Venenblut des Kreislaufs geleitet. Die Venen transportieren die Lymphfette entweder zur Leber oder in die Depots des Fettgewebes.

Zucker, wasserlösliche Fett- und Aminosäuren gelangen in die Pfortader und werden auf diese Weise zur Leber geleitet. Diese ist stark durchblutet, in der Regel etwa drei Pfund schwer und verbraucht fast ein Viertel unserer Sauerstoffzufuhr. Die Leber ist das chemische Labor unseres Körpers, sie entgiftet, speichert lebenswichtige Stoffe wie Traubenzucker , Eisen, Vitamine und gibt sie je nach Bedarf an das Blut ab. Ausgeschlachtete Eiweiße verarbeitet die Leber zu Harnstoff, den sie wiederum an die Nieren weiterleitet.

Die Niere – das »Klärwerk« unseres Körpers

Leber und Niere sind stark durchblutete Organe. Während die Leber wie gesagt für den Chemiehaushalt zuständig ist, arbeiten die Nieren als »Klärwerk«. Rund eine Million Zellen (Nephrone), zahlreiche Kapseln und Schleifen in den Nieren trennen in einem komplizierten Prozeß Blut und Primärharn voneinander und geben das gereinigte Blut in den Kreislauf zurück. Aus dem Primärharn filtern sie nahezu reines Wasser (täglich ca. 28,5 Liter), das dem Körper wieder zugeführt wird, und geben täglich etwa 1,5 Liter Urin über die Nierenbecken und den Harnleiter an die Blase ab.

Diese entleert sich durch den Druck von etwa einem Liter Urin (bei Frauen schneller als bei Männern) über die Harnröhre.

Die beiden bohnenförmigen *Nieren* liegen links und rechts der Wirbelsäule etwas oberhalb der Taille hinten. Sie sind von festem Bindegewebe und Fett umschlossen, etwa zehn bis zwölf Zentimeter lang und haben einen Durchmesser von zirka fünf Zentimetern. Die daneben befindlichen sogenannten Nebennieren sind an der Ausscheidung nicht beteiligt: Sie produzieren etwa 30 verschiedene lebenswichtige Hormone. Auch in den Nieren selbst werden Hormone zur Regulierung des Blutdrucks und zur Bildung roter Blutkörperchen gebildet. Der Raum im Inneren der Nieren, aus dem die Harnleiter austreten, wird Nierenbecken genannt.

In der *Nierenrinde* befinden sich etwa eine Million Nierenkörperchen (Glomeruli), die von vielen kleinen Gefäßen durchzogen sind. Dort werden zur Ausscheidung bestimmte Stoffe aus dem Blut in die Nieren abgeführt. Die Nieren geben aber bei diesem Prozeß auch Nährstoffe und Vitamine ins Blut zurück. Der Harn wird in Sammelkanälchen zum Nierenbecken geführt und von dort aus in den jeweiligen Harnleiter gegeben.

Die *Harnleiter* sind etwa 25 bis 30 Zentimeter lange muskulöse Schläuche und pumpen den Urin in Richtung Harnblase. Dadurch wird verhindert, daß Urin von der vollen Harnblase in die Nieren zurückläuft. Die Harnleiter münden von hinten in die Harnblase.

Die *Blase* ist ein Hohlmuskel und dient einzig dem Sammeln des Urins. Ist sie mit etwa 400 bis 500 ml gefüllt, meldet der ausgedehnte Muskel an das Gehirn, daß der Urin entleert werden muß.

Über die *Harnröhre* wird der Urin ausgeschieden. Bei Frauen ist sie etwa 2,5 bis vier Zentimeter lang und liegt in unmittelbarer Nähe des Anus. Bei Männern endet sie an der Penisspitze und mißt zwischen 20 und 25 Zentimetern.

Die folgende schematische Darstellung beschreibt den Weg und die damit einhergehende Verwandlung der Nahrung zum Urin.

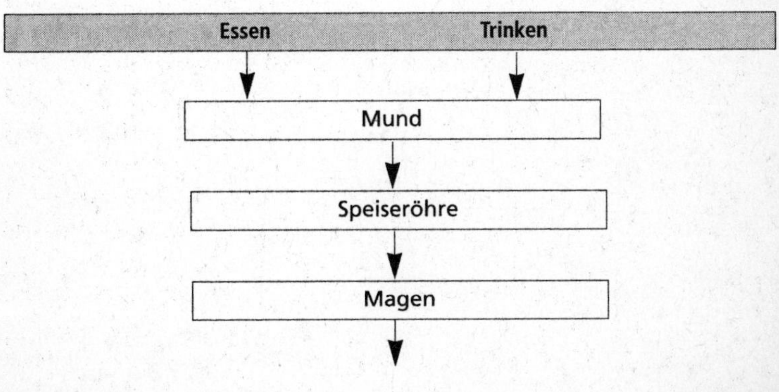

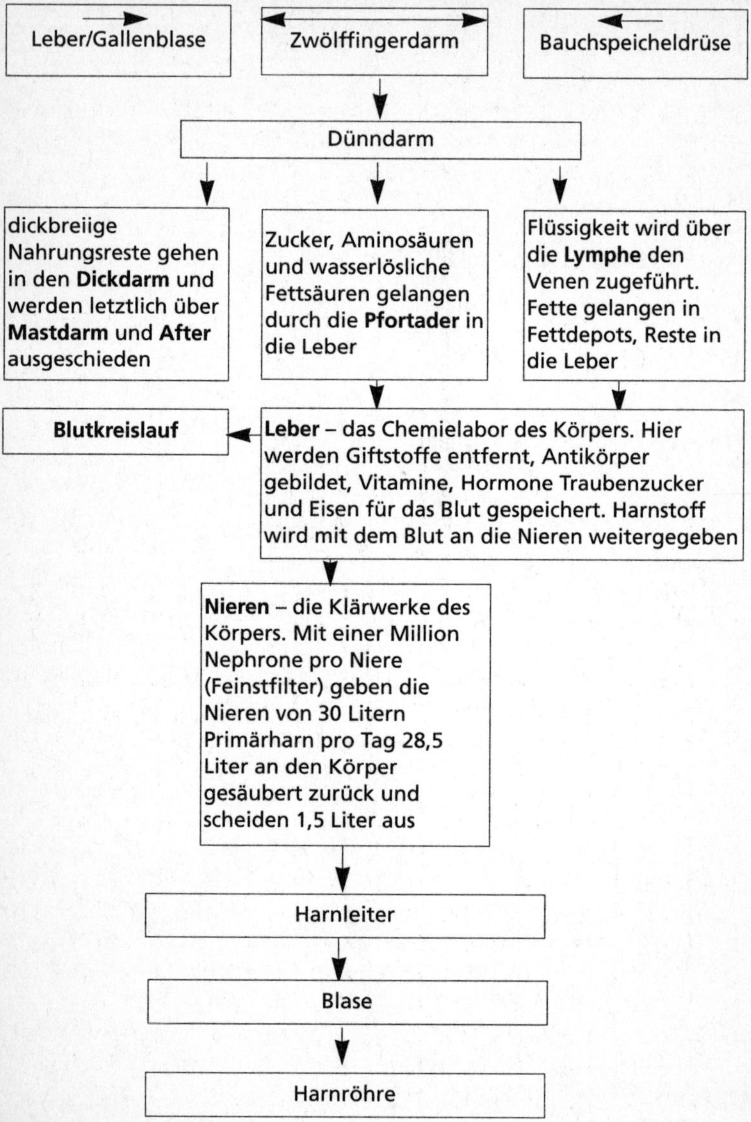
Leber/Gallenblase
Zwölffingerdarm
Bauchspeicheldrüse
Dünndarm
dickbreiige Nahrungsreste gehen in den **Dickdarm** und werden letztlich über **Mastdarm** und **After** ausgeschieden
Zucker, Aminosäuren und wasserlösliche Fettsäuren gelangen durch die **Pfortader** in die Leber
Flüssigkeit wird über die **Lymphe** den Venen zugeführt. Fette gelangen in Fettdepots, Reste in die Leber
Blutkreislauf
Leber – das Chemielabor des Körpers. Hier werden Giftstoffe entfernt, Antikörper gebildet, Vitamine, Hormone Traubenzucker und Eisen für das Blut gespeichert. Harnstoff wird mit dem Blut an die Nieren weitergegeben
Nieren – die Klärwerke des Körpers. Mit einer Million Nephrone pro Niere (Feinstfilter) geben die Nieren von 30 Litern Primärharn pro Tag 28,5 Liter an den Körper gesäubert zurück und scheiden 1,5 Liter aus
Harnleiter
Blase
Harnröhre

Frauen müssen immer, Männer nie

Beim geselligen Beisammensein in einer Kneipe oder zu Hause sieht man die Damen bekanntermaßen ziemlich regelmäßig und die Herren nur sehr selten zur Toilette gehen. Dabei gibt es eigentlich keine anatomischen Unterschiede zwischen männlichen und weiblichen Blasen, der Hohlmuskel ist bei beiden gleich gestaltet. Männer haben sogar eher eine geringere Blasenkapazität (ca. 400 ml) als Frauen (ca. 500 ml).

In zwei Fällen können die Blasen von Frauen allerdings sehr viel weniger fassen als normalerweise: Im letzten Drittel der Schwangerschaft und bei größerem Übergewicht setzt der Harndrang durch die stark eingeengte Blase früher ein.

Im Normalfall müßten Frauen aber genauso lange ausharren können wie Männer. Woran liegt es dann, daß es offenbar nicht so ist?

Die Ursache muß man sicher in der Erziehung in frühester Kindheit suchen:

Während dem kleinen Jungen durchaus erlaubt wird, im Stehen und sogar in der Öffentlichkeit die Blase zu entleeren, wird ein kleines Mädchen von seinen Eltern – wohl auch aus Gründen der Hygiene – in der freien Natur möglichst unbeobachtet »abgehalten«.

Während Jungen auch mal ein »Wett-Pinkeln« veranstalten und dabei die Weite ihres Urinstroms messen, hocken sich Mädchen lieber unauffällig hinter Büsche. Was also für die Hälfte der Menschheit als stolze Leistung zählt, wird für die andere zur peinlichen Pflichtübung, die möglichst schnell und unauffällig erledigt werden will. Später vermeiden Frauen nach Möglichkeit den Gang »in die Büsche« und erledigen das »kleine Geschäft« lieber frühzeitig, wohingegen Männer mit öffentlichen Auftritten keine Probleme haben und deshalb die Blasenentleerung bis zum letzten Moment hinauszögern können.

Die Tatsache, daß Frauen sehr viel öfter auf die Toilette gehen, hat aber auch einen eindeutigen Vorteil: Da im Restharn der Blase Krankheitserreger besonders gut gedeihen, ist die vollständige Leerung der Harnblase also auch eine Art Entzündungsprävention.

Auf der anderen Seite ist aber das Risiko einer Infektionen bei Frauen sehr viel größer, da durch die wesentlich kürzere Harnröhre Krankheitserreger schnell in die Blase vordringen können. In diesem Zusammenhang spielt auch die Nähe des Anus eine Rolle: Bei Frauen können beim Reinigen nach dem Stuhlgang Kolibakterien in die Harnröhre gelangen, die möglicherweise Harnröhren- oder Blasenentzündungen auslösen.

Die »Sextanerblase«

Der Harndrang, also das Signal der Blase an das Gehirn zur Entleerung, ist über den äußeren Schließmuskel am Ende der Harnröhre kontrollierbar. So kann bei Bedarf, wenn z. B. gerade keine Toilette in der Nähe ist, bis zu einem Liter Harn in der Blase gehalten werden. In diesem Buch werden wir noch öfter darauf zurückkommen, daß dies aber nicht gerade empfehlenswert ist.

Wie alle Muskeln des menschlichen Körpers sind auch Harnblase und Schließmuskel individuell unterschiedlich leistungsstark, wobei sich der innere Schließmuskel vom menschlichen Willen nicht beeinflussen läßt. Menschen, bei denen die Muskulatur schwächer ausgeprägt ist, haben zwar eine gewisse Chance, diese mit regelmäßiger Beckenbodengymnastik (siehe dort) etwas zu trainieren, werden aber nie so lange »durchhalten« können wie Menschen mit einer starken Muskulatur. Sie gehen öfter und eher zur Toilette als andere.

Ein häufiges Entleeren der Blase durch vermehrten Harndrang kann aber naturgemäß auch mit dem individuellen Trinkbedürfnis zu tun haben. Wer viel trinkt, uriniert auch mehr. Im Hinblick auf die von uns beschriebenen Krankheiten gilt aber für die meisten Menschen: Wer mehr trinkt, regt den Stoffwechsel an und beugt dadurch Erkrankungen des Blasenapparates vor. Dunkelgelber Urin in geringen Mengen ist ein erstes Anzeichen einer Austrocknung und muß als Warnhinweis, mehr zu trinken, aufgefaßt werden. Wobei noch zu erwähnen ist, daß Getränke aus Gründen der Verträglichkeit grundsätzlich nicht eiskalt, sondern lieber bei Zimmertemperatur genossen werden sollten.

In bestimmten Situationen »muß man immer«

Sicher ist es Ihnen auch schon aufgefallen: In bestimmten Situationen »muß man immer«. Sei es der Streß vor einer Prüfung oder in anderen ängstlichen Erwartungshaltungen, bevor es losgeht, wird zunächst die Toilette aufgesucht. Hier liefert die Psychosomatik eine einleuchtende Erklärung: Der Mensch steht unter psychischem Druck. Dieser wird nach unten in die Blase geschoben und dann als körperlicher Druck empfunden.

In der Blase sammeln sich mit dem Urin alle von der Niere ausgeschiedenen Stoffe, die dazu bestimmt wurden, den Körper zu verlassen. Mit wachsender Urinmenge, aber auch unter psychischer Anspannung, entsteht in der Blase ein Druck, der den Menschen immer stärker drängt, zur Toilette zu gehen. Je größer der Druck, desto deutlicher spüren wir die Erleichterung nach dem Urinieren. Über den körperlichen Umweg kann jeder spüren, wie groß der Druck einer Situation vielleicht wirklich ist und wie befreiend das Loslassen sein kann. Mehr Informationen über diese Zusammenhänge finden Sie in dem Kapitel »Harnwegserkrankungen unter ganzheitlichem Aspekt«.

Jeder Mensch hat ein Recht auf körperliche Bedürfnisse

Viele Menschen mit gestörter Blasen- und Nierenfunktion nehmen ihr Recht, körperlichen Bedürfnissen nachzugehen, oft nicht wahr. Sie stehen unter Leistungsdruck und gönnen sich nicht die Zeit, auf die Toilette zu gehen. Aus Höflichkeit oder Scheu wird häufig kaum noch etwas getrunken, damit man nicht in die Verlegenheit kommt, so oft »verschwinden« zu müssen.

Patienten mit diesen Problemen werden oft charakterisiert als Menschen, die sich im beruflichen Bereich sehr stark engagieren und unter Leistungs- und Erfolgsdruck stehen. Gegenüber ihren Mitmenschen sind sie eher reserviert, manchmal auch unsicher. Auch die körperlichen Bedürfnisse stehen unter einer Art Leistungsdruck, das Leben scheint kontrolliert werden zu müssen.

Die Quittung für dieses Verhalten läßt dann oft nicht lange auf sich warten: Aufgrund der mangelhaften Durchspülung von Blase und Nieren entsteht nicht selten eine Erkrankung im Blasen- und Nierenbereich.

Der Urin als Diagnosehelfer

Seit Jahrhunderten dient der Urin Heilern und Medizinern als Basis zum Erkennen von Krankheiten. So brachten Patienten bereits im Mittelalter ihren Morgenurin in einem bauchigen Fläschchen, das in einem Weiden-Körbchen steckte, mit zum Arzt.

Heute ist die Urinprobe beim Arzt für viele Patienten eine Selbstverständlichkeit. Nicht nur bei einer vermuteten Erkrankung im Blasen-Nieren-Bereich wird der Patient gebeten, Urin abzugeben, auch Schwangerschaften lassen sich zum Beispiel über bestimmte Hormone im Urin nachweisen. Und ähnlich wie aus einem Blutbild kann der Arzt auch aus dem Urin einiges über das körperliche Befinden des Patienten herauslesen.

Schon die Farbe des Urins kann Auskunft darüber geben, ob alles in Ordnung ist oder eventuell eine Störung des Organismus vorliegt: Manche Krankheiten, wie beispielsweise eine Pilzinfektion, kündigen sich bereits durch eine Verfärbung des Urins an. Die folgende Tabelle nennt Ihnen mögliche Verfärbungen des Urins und gibt Hinweise über deren eventuelle Ursachen und zu ergreifende Maßnahmen.

Urin-Farbe	Mögliche Ursache	Was ist zu tun?
rosa	Ist meistens ernährungsbedingt. Prüfen Sie, ob Sie rote Beete oder Lebensmittel mit viel Farbstoff gegessen haben.	Diese Verfärbung ist völlig normal und sollte spätestens am nächsten Tag verschwunden sein.
rot, rotbraun, milchig	Meistens ein Zeichen für Blut oder Eiweiß im Urin, also ein möglicher Hinweis auf ein Erkrankung der Nieren oder Harnwege	Besonders, wenn Sie gleichzeitig Schmerzen im Nierenbereich und/ oder beim Wasserlassen haben, sollten Sie

		schnellstens den Arzt aufsuchen. Dort werden Urin und Blut untersucht.
ocker oder dunkelgelb	Diese Farben weisen auf hochkonzentrierten Urin in kleinen Mengen hin, können aber auch durch Abführmittel, in denen Sennesblätter enthalten sind, ausgelöst werden	Trinken Sie mehr! Ein Arztbesuch ist nötig, wenn Sie unter Schmerzen oder Harnverhalten leiden. Sollten Sie die erwähnten Abführmittel nehmen, müssen Sie sich keine Sorgen machen, die Blätter verfärben den Urin
klar und dunkelbraun	Der Grund für diese Verfärbung kann eine ernsthafte Erkrankung, nämlich eine Gelbsucht (virusbedingte Leberentzündung) sein.	Prüfen Sie, ob Sie gelbliche Verfärbung von Augen und Haut feststellen. Haben Sie Schmerzen unter dem rechten Rippenbogen? Auf jeden Fall: Sofort zum Arzt oder ins Krankenhaus.
grün oder blau	Künstliche Farbstoffe in Lebensmitteln und Medikamente können solche Verfärbungen verursachen.	Wie beim rosafarbenen Urin brauchen Sie sich keine Sorgen zu machen. Die Verfärbungen werden schnell von selbst wieder verschwinden.

Die Untersuchung des Urins

Eine Blasenentzündung würde selten zum Problem, wenn der Betroffene bei den ersten Anzeichen zum Arzt ginge. Doch leider sieht die Realität anders aus: Immer wieder werden Erkrankungen des Harntrakts verschleppt, weil die kuriosesten Geschichten über unangenehme Untersuchungsmethoden kursieren.

Die erste Untersuchung, die jeder Hausarzt oder Urologe durchführen wird, ist vollkommen schmerzlos: die klinische Harnuntersuchung. Für diesen Zweck sollten Sie schon zu Hause Ihren Urin in einem sehr sauberen, verschlossenen Glas auffangen und mitbringen. Dabei macht es durchaus Sinn, nur den sogenannten Mittelstrahlurin zu nehmen. Das heißt, Sie unterbrechen den Strahl gleich zu Beginn, fangen den nachfolgenden Urin im Glas auf, unterbrechen wieder und lassen den Rest in die Toilette fließen.

Im Labor wird der Urin dann zunächst mit Hilfe verschiedener Teststäbchen untersucht, die dem Arzt erste Hinweise auf die Ursache der Beschwerden liefern. Ist eine natürliche Entleerung der Blase nicht möglich oder der Befund zu unklar, wird der Arzt oder eine seiner Helferinnen als nächstes zum Blasenkatheter greifen.

Ob eine Untersuchung mit dem Katheter (näheres siehe Tabelle) schmerzhaft ist oder nicht, hängt von zwei Faktoren ab: der Geschicklichkeit des Untersuchenden und der Form der Erkrankung. Sind Blase und Harnröhre entzündet und vereitert, wird das Einführen sicher nicht besonders angenehm sein. Andererseits ist in so einem Zustand auch das normale Urinieren schon sehr schmerzhaft, und mit Hilfe des Katheters erlangt der Mediziner wichtige Informationen zur Behandlung.

Alle anderen in der nachstehenden Tabelle aufgelisteten Untersuchungsmethoden werden seltener angewendet und meistens unter lokaler Betäubung schmerzlos durchgeführt. Eine Blasenspiegelung kann sogar unter Vollnarkose durchgeführt werden. Die moderne schmerzlose und ungefährliche Ultraschalltechnik hat allerdings inzwischen viele der innerlichen Untersuchungsmethoden entbehrlich gemacht.

Tabelle: Untersuchungsmethoden bei Harnwegserkrankungen

Untersuchungsmethode	Was passiert wirklich?
Blasen-Funktions-Test	Der Patient wird gebeten in ein Gefäß zu urinieren, Restharn wird mit dem Katheter entleert (Gesamtmenge ist wichtig). Dann wird über den Katheter ein Instrument zur Messung des Innendrucks der Blase eingebracht. Dieses Gerät mißt dann auch den Austreibungsdruck beim Urinieren.
Blasenkatheter	Wird von Urologen auch angewendet, um den reinen Urin aus der Blase (vor seinem Weg durch die möglicherweise ebenfalls entzündete Harnröhre) zu bekommen (wichtig für Labor-Untersuchungen). Katheter sind kleine Röhrchen (z. B. aus Glas oder Kunststoff), mit denen Körperflüssigkeiten entnommen und Spülungen durchgeführt werden können. Der Einsatz von Kathetern ist etwas riskant, weil sie u.U. Krankheitserreger in die Blase einbringen können.
Blasenpunktion	Entleerung der vollen Harnblase durch einen kleinen Schnitt am Unterbauch als ärztliche Notfallmaßnahme, wenn der Einsatz eines Katheters nicht mehr möglich ist.
Blasenspiegelung	Mit einem sehr dünnen Endoskop (ein Spiegelinstrument, das mit Linsen und Beleuchtungskörpern ausgestattet sind) wird

	über die Harnröhre die Blase innerlich betrachtet. Das Endoskop ähnelt äußerlich dem Blasenkatheter. Die Untersuchung kann auch unter Vollnarkose gemacht werden.
Blasenspülung	Mit Hilfe eines Katheters wird die entzündete Blase gereinigt und gespült.
Klinische Harnuntersuchung	Erstuntersuchung des Urins (meist mittels Teststreifen) auf mögliche Verunreinigungen. Diese Untersuchung kann auch Ihr Hausarzt übernehmen. Alles weitere sollte ein Facharzt machen.
Röntgen (Pyelographie)	Durch Anwendung eines Kontrastmittels wird der gesamte Harntrakt sichtbar gemacht, organische Fehlbildungen können so diagnostiziert werden.
Ultraschalluntersuchung	Röntgenaufnahmen können heute vielfach durch Ultraschall ersetzt werden.
Zystographie	Die Entleerung der Blase wird mittels Röntgenuntersuchung mit Kontrastmittel kontrolliert. Dabei werden das Rückfließen des Restharns oder Entleerungsstörungen diagnostiziert.
Zystomanometrie	Blasendruckmessung: Der Harnblaseninnendruck wird mit dem Zystomanometer getestet. Auf diese Weise wird der Ausscheidungsdruck beim Urinieren gemessen.

Harnwegserkrankungen von A–Z

Ausbuchtungen der Blase (Blasendivertikel)

Sackartige Ausstülpungen an der Blasenwand mit unterschiedlich weiten Öffnungen nehmen ebenfalls Urin auf und können in manchen Fällen mengenmäßig sogar mehr fassen als die Harnblase selbst. Betroffene können auf dieses Problem stoßen, weil sie auf der Toilette immer zweimal urinieren müssen. Ist die Blase gefüllt, entleert sie sich zunächst selbst und danach (und das funktioniert leider nicht immer) die Divertikel. Der manchmal darin verbleibende Restharn kann zum Problem werden (siehe auch Blasenentzündung). In Divertikeln können sich auch Blasensteine (siehe dort) bilden.

Blasenbruch (Harnblasenhernie)

Sehr seltene Erkrankung, bei der die Blase teilweise von der Bauchdeckenmuskulatur eingeklemmt wird, vergleichbar und oft auch verbunden mit dem wesentlich häufiger auftretenden Leistenbruch (Hernia inguinalis). Ein operativer Eingriff ist in der Regel unvermeidlich.

Blasenentzündung (Zystitis)

Schmerzen beim Wasserlassen, ständiger Harndrang mit tröpfelnder Entleerung, manchmal Blut im Urin, Krämpfe in der Blase, die oft auch nach dem Wasserlassen bleiben. Man kommt kaum von der Toilette weg, und nachts verschlimmern sich die Beschwerden einer akuten Blasenentzündung oft noch erheblich. Vielfach kommt Fieber hinzu; spätestens dann sollte man mindestens zwei Tage Bettruhe einhalten. Oberstes Gebot ist – auch wenn man innerlich hofft, nie wieder Wasserlassen zu müssen – sehr viel zu trinken, da das »Spülen« der Blase die Beschwerden etwas lindern kann. In jedem Fall aber sollte man sich mit einer Blasenentzündung in ärztliche Behandlung begeben. Zwar gibt es viele naturmedizinische Möglichkeiten, gegen die Entzündung anzugehen, doch diese sollten bei schwereren Krankheitsverläufen eher begleitend zu den Antibiotika eingesetzt werden als ersatzweise.

Wie entsteht eine Blasenentzündung?
Es gibt viele mögliche Gründe für eine Entzündung in diesem Bereich, und ein Erforschen der Ursache ist unbedingt erforderlich.

- Zum einen kann die Blase aufgrund organischer Probleme Fehlfunktionen aufweisen, beispielsweise kann ständig zuviel Restharn in der Blase verbleiben. Krankheitserreger, die sich normalerweise in geringen Mengen immer im Urin befinden, fangen in der warmen Flüssigkeit dann an, sich rasch zu vermehren und lösen dadurch die Entzündung aus. Ein gehäuftes Auftreten von Blasenentzündungen könnte ein Indiz für zu große Restharnmengen sein.
- Im Normalfall kann die Blase mit eingedrungenen Krankheitserregern selbst fertig werden. Bei Entzündungen muß also auch immer an ein geschwächtes Immunsystem gedacht werden. Dies kann durch Streß, psychische Belastungen oder eine andere Krankheit entstanden sein. Was man prophylaktisch für ein funktionierendes Immunsystem tun kann, verraten Ihnen unsere Naturheiltips im zweiten Teil des Buches.
- Am häufigsten werden Blasenentzündungen durch Krankheitserreger ausgelöst, die den Weg durch die Harnröhre in die Blase finden. Darunter finden sich häufig auch Kolibakterien aus dem Stuhl, die beim Saubermachen nach dem Stuhlgang übertragen werden. Diese Gefahr ist naturgemäß bei Frauen – wegen der erheblich kürzeren Harnröhre und der Lage des Anus – um einiges größer als bei Männern. Hygiene ist in diesem Bereich extrem wichtig, es sei hier noch einmal an die bekannte Grundregel »Immer von vorn nach hinten wischen« erinnert.
- Bei Männern treten Blasenentzündungen in der Regel erst etwa ab dem 50. Lebensjahr in Folge einer Prostatavergrößerung oder -entzündung auf. Ansonsten sind sie durch die Länge ihrer Harnröhre (20 bis 25 Zentimeter) vor »Eindringlingen« weit besser geschützt als Frauen.
- Darüber hinaus gibt es einige chronische Krankheiten (z. B. Multiple Sklerose), die zu einer (meist chronischen) Blasenentzündung führen können.

- Ganz häufig leiden auch Patienten mit Diabetes oder Gicht an Blasenentzündungen. In beiden Fällen sind Männer wie Frauen gleichermaßen betroffen.
- Auch Nierensteine, die den Weg in die Blase gefunden haben, oder Blasensteine, die erst dort gebildet wurden, können zu schweren Entzündungen führen. In diesem Fall bereitet die Blasenentleerung besondere Probleme wie Schmerzen, stotternder Abgang von Urin wegen eines Steines am Blasenboden, über die man seinen Arzt unbedingt informieren muß. Allgemeinmediziner können übrigens nicht viel mehr tun, als erste Harn- und Blutuntersuchungen durchzuführen, deshalb ist es unter Umständen sinnvoll, sich gleich an einen Urologen zu wenden.

Weitere mögliche Ursachen für eine Blasenentzündung:

- zu leichte Bekleidung, die zu einer Unterkühlung führt
- der berühmte nasse Badeanzug, der am Körper bleibt
- zu enge Slips; Slips aus Synthetik
- Keimübertragung durch das Einführen eines Katheters zur Untersuchung bei Blasenentzündungen. Aus diesem Grund ist diese Methode nicht unumstritten.
- Keimübertragung durch das Verwenden mechanischer Hilfen bei der Selbstbefriedigung wie z. B. Vibratoren
- Keimübertragung beim Geschlechtsverkehr
- häufiges Anhalten (also das zu lange Unterdrücken des Harndrangs)

Warum werden Blasenentzündungen chronisch?
Ein häufiger Grund für eine Reinfektion, also ein Wiederauftreten der Blasenentzündung, ist leider die Unvernunft des Patienten.

Verschreibt der Arzt z. B. ein Antibiotikum, dann muß dieses Medikament entsprechend seiner Anweisung – täglich über bis zu zehn Tage lang – eingenommen werden. Wer meint, nach zwei Tagen die Tabletten absetzen zu können, weil es ihm »doch schon viel besser geht«, irrt sich gewaltig. Denn in so kurzer Zeit hat das Antibiotikum gar keine Chance, seinen Kampf gegen die Bakterien zu gewinnen. In der Blase bleiben Erreger zurück, die sich, kaum daß das Mittel abgesetzt ist, wieder rasch vermehren und eine Rückkehr der Beschwerden verursachen.

Wird eine Blasenentzündung aber erst einmal chronisch, besteht die Gefahr, daß die Bakterien über die Harnleiter zu den Nieren aufsteigen und dort Nierenbeckenentzündungen auslösen. Werden diese nicht sehr schnell therapiert, kann eine einfache Infektion schließlich sogar zu Nierenversagen führen. Dann besteht Lebensgefahr, und nur die Dialyse oder eine Transplantation könnten den Patienten noch retten.

Dieser schlimmste anzunehmende Verlauf tritt natürlich nicht immer ein, aber er sollte hier einmal ganz offen angesprochen werden, damit jedem Betroffenen klar wird, daß das Verschleppen einer Blasenentzündung keine Kleinigkeit ist, sondern gravierende Folgen haben kann. Deshalb muß eine Blasenentzündung buchstäblich im Keim erstickt werden.

Es gibt auch eine familiäre Neigung (Disposition) zu Blasenentzündungen, was aber nicht heißt, daß es sich hier um eine Erbkrankheit handelt. Vielmehr wird eine Anlage weitergegeben, die die Widerstandskraft der Harnblase gegen Entzündungen mindert. Einzelne Familienmitglieder, besonders Frauen, werden dann ihr Leben lang zu meist chronischen Blasenentzündungen neigen.

Blasenerkältung

Eine andere Bezeichnung für die Blasenentzündung (siehe dort).

Blasenerschlaffung (Blasenatonie)

Eine Störung der Nervenbahnen zur Blase läßt zunächst den normalen Muskeltonus aus dem Rhythmus geraten, und schließlich hören die Muskelkontraktionen ganz auf. Die Blase wird unbeweglich. Die Folge ist ein Nachlassen des Harndrangempfindens und dadurch bedingt eine unvollkommene Blasenleerung. Die Blasenatonie ist eine Gewebsschwäche, die nur der Arzt behandeln kann.

Blasenfisteln

Diese Erscheinung ist relativ selten. Dabei wachsen Wucherungen vom Blasenmuskel in Richtung Bauchdecke und stellen so eine krankhafte Verbindung zwischen beiden her. Eine Operation ist hier unumgänglich.

Blasenkatarrh

Eine andere Bezeichnung für die Blasenentzündung (siehe dort).

Blasenlähmung (Blasenautonomie)

Schwere Störung der Blasennerven nach Querschnittlähmung, bei der die Blase nur noch über Bauchpresse oder manuellen Druck und auch nur unvollständig geleert werden kann. Ärztliche Behandlung ist erforderlich.

Blasenriß (Blasenperforation, Blasenruptur)

- Durch chronische Entzündungen können sich an der Blasenschleimhaut Geschwüre bilden, die dann die Blasenwand durchbohren. Der Urin ergießt sich ins Bauchinnere, was zu einer lebensgefährlichen Bauchfellentzündung führen kann.
- Bei Überlastung der Blase und Gewalt von außen (z. B. durch Aufprall bei einem Autounfall mit hoher Geschwindigkeit, Tritt in den Unterbauch, Sturz aus großer Höhe)

kann die Blase reißen. Das ist lebensgefährlich und muß sehr schnell operiert werden, denn der Urin ergießt sich schwallartig in den Bauchraum. Daraus resultiert akute Lebensgefahr. In selteneren Fällen reißt die Blase auch, wenn – z. B. nach Entzündungen – Narbengewebe unter der Belastung einer überfüllten Blase einreißt.

Blasenscheiteldivertikel

Die sackartigen Ausstülpungen der Blase (siehe Blasendivertikel) befinden sich in diesem Fall auf dem oberen Teil des Organs, dort wo die aus den Nieren kommenden Harnleiter einmünden. In Divertikeln können sich Blasensteine bilden.

Blasenschleimhautgeschwüre

Diese Geschwüre wachsen als Folge von chronischen Blasenentzündungen (siehe auch dort) an der Schleimhaut und können sehr zahlreich sein. Sie können in die Blasenwand einwachsen und neigen zu Blutungen.

Blasenschwäche (Inkontinenz)

Der Kontrollverlust über die Blase trifft in erster Linie Frauen, die nicht mehr ganz jung sind und ein oder mehrere Kinder geboren haben. Manche empfinden keinen Harndrang mehr, sondern bemerken das Leiden erst, wenn Urin unkontrolliert abgeht, andere können noch spüren, daß die Blase voll ist, wenn sie sich auch schon spontan entleert.

In einigen Fällen ist die Inkontinenz durch einen Gebärmutter- oder Beckenbodenvorfall bedingt, das heißt, die Gebärmutter – oder der gesamte Beckenboden – wird nicht mehr von Muskeln gehalten, sondern sinkt herab und drückt so auch die Blase nach unten. Dann versagt der äußere Blasenschließmuskel, und Urin entweicht unkontrolliert. Auch ältere Männer mit einer Prostatavergrößerung können unter Inkontinenz leiden. In beiden Fällen kann ein operativer Eingriff erfolgreich sein.

Bei zwei Drittel aller Betroffenen sind aber solche organische Ursachen nicht auszumachen. Sie leiden an chronischen Krankheiten (z. B. Multiple Sklerose, Querschnittlähmung, Schlaganfälle, Parkinson-Syndrom) oder sind aus seelischen Gründen inkontinent. In jedem Fall muß offen mit einem Arzt geredet werden, der nach den Ursachen forscht.

Unterschieden werden folgende Arten der Inkontinenz:

- Streßinkontinenz:
  Kennzeichnend ist hier die Tatsache, daß die Blasenschließmuskulatur nicht mehr in der Lage ist, den Harnabgang zu verhindern, wenn der Druck im Bauchraum ansteigt. Dies ist z. B. der Fall beim Husten, Lachen, Pressen (von Stuhlgang) und Heben von Lasten. Zudem kann ein plötzlicher Kältereiz die Inkontinenz auslösen. Typisch für die Streßkontinenz ist das Fehlen des Harndrangs vor der Blasenentleerung. Als mögliche Ursachen sind bei Frauen Entbindungen, Bindegewebsschwäche, Gebärmutter- und Beckenbodensenkungen, bei älteren Männern Prostatavergrößerungen zu nennen.
- Dranginkontinenz:
  Der Betroffene empfindet im Gegensatz zur Streßinkontinenz noch einen Harndrang, der sich jedoch – weil die Blasenschließmuskulatur nicht mehr in der Lage ist, den Harnfluß zu stoppen – nicht kontrollieren läßt. Dranginkontinenz kann als Folge von Nierenbecken- oder Blasenentzündungen, Blasensteinen, Schlaganfällen, multipler Sklerose und dem Parkinson-Syndrom auftreten, bei alten Menschen hängt sie in jedem zehnten Fall mit Störungen des Gehirns und der Nerven zusammen.
- Reflex- oder Überlaufinkontinenz:
  Schäden am Rückenmark lösen in aller Regel die Reflexinkontinenz aus, bei der bereits ein leichtes Klopfen auf den Bauch dazu führt, daß sich die Blase entleert.

- Absolute Inkontinenz
  Bei Querschnittlähmungen kommt es vor, daß auch die Muskulatur der Blase vollkommen gelähmt ist. Kontrolle über Harndrang und -fluß sind nicht mehr möglich. Meistens wird dann ein künstlicher Blasenausgang gelegt.
- Relative Inkontinenz:
  Hierbei handelt es sich um einen vorübergehenden Zustand nach Operationen und Krankheiten.
- Bettnässen bei Kindern:
  Im Grunde kann man bei diesem Phänomen gar nicht von Inkontinenz sprechen, denn Kontinenz (also das Beherrschen der Blase) ist nicht angeboren, sondern muß von jedem Kind erst erlernt werden. Aus medizinischer Sicht ist eine echte Kontrolle über die Blase erst gegen Ende des dritten Lebensjahres möglich, im vierten Lebensjahr wird erwartet, daß das Kind auch nachts trocken bleibt. Kleinere Unfälle sind natürlich auch danach noch möglich und normal. Gelingt es dem Kind aber nicht, endgültig trocken zu werden, müssen zunächst die möglichen medizinischen Hintergründe überprüft werden:
- verzögerte Entwicklung des Nervensystems, reizbare Nervenschwäche oder nächtliche epileptische Anfälle,
- beginnende Zuckerkrankheit (Diabetes Typ I) mit starkem Durst, bei der die erhöhte Flüssigkeitsaufnahme zum Einnässen führt,
- anlagebedingte Fehl- oder Mißbildungen des Harntraktes,
- Entzündungen in Blase und ableitenden Harnwegen, zu tiefer oder zu leichter Schlaf,
- krankhaft vermehrte nächtliche Harnproduktion, die zur Überfüllung der Blase führt.

Erst nach Ausschluß dieser Diagnosen muß man in der Psyche des Kindes nach Gründen suchen. Jungen leiden wesentlich häufiger unter dem Bettnässen als Mädchen. Sehr häufig sind familiäre Probleme (Elternstreit, Scheidung, aber auch ein neues Baby in der Familie), Sehnsucht nach Aufmerksamkeit (auch wenn sie negativ ausfällt), Schulstreß oder chronische Überforderung Ursache für die Störung. In diesen Fällen ist es das Wichtigste, dem Kind Liebe und Aufmerksamkeit zu schenken. Jegliche negative Erwähnung des Bettnässens, Strafen, Schimpfen oder gar Bloßstellung vor Dritten macht die Sache nur noch schlimmer. Wichtig ist jetzt, daß das Kind bei den Eltern Gelassenheit spürt. Ein Lob für trockene Nächte und ein lässiger Umgang mit nassen ist der beste Weg, dem Kind aus der Bredouille zu helfen.

Ist die Diagnose Inkontinenz erst einmal gestellt worden, darf unter keinen Umständen versucht werden, die Ausscheidungen über die Flüssigkeitszufuhr zu regulieren. Wer am Tag weniger als zwei Liter Flüssigkeit zu sich nimmt (und hier zählt der Kaffee nicht mit, da er dem Körper Wasser entzieht), trinkt zu wenig. Auch eine Flüssigkeitsaufnahme von drei bis vier Litern pro Tag ist keineswegs übertrieben, sondern für das Spülen der Nieren und Harnwege sehr sinnvoll, und wirkt sich darüber hinaus anregend auf den Stoffwechsel aus. Wem es möglich ist, die Flüssigkeitsaufnahme so über den Tag zu verteilen, daß etwa zwei bis drei Stunden vor dem Schlafen nichts mehr getrunken wird, kann das ohne Bedenken tun, nur darf die Gesamttrinkmenge dadurch keinesfalls reduziert werden.

Hier noch einige weitere praktische Tips zum Umgang mit der Inkontinenz:

- Gehen Sie ruhig öfter mal auf die Toilette, auch wenn Ihnen eigentlich nicht danach ist. So lassen sich die »Unfälle« einschränken.
- Legen Sie Ihre Scheu gegenüber den Hilfsmitteln wie Windeln, Einlagen etc. ab! Mit ihnen ausgerüstet, können Sie trotz Ihres Handicaps an Ausflügen, Feiern oder Theater-

besuchen teilnehmen. Kein Mensch weiß schließlich, was die Kleidung verbirgt. Und man muß zu einem körperlichen Leiden nicht noch ein seelisches (Verlust von Freude und Spontaneität etc.) hinzufügen.

Neben der diagnostischen Arbeit, die ein Arzt bei dem Problemkreis Inkontinenz leisten kann, sollte ruhig auch noch der Besuch eines Heilpraktikers und/oder Psychotherapeuten in Erwägung gezogen werden. Denn wie schon erwähnt, können solche Störungen auch psychisch bedingt sein. Und der Heilpraktiker kennt vielleicht Mittel und Wege, die die Schulmedizin nie beschreiten würde. Ein Beispiel für solch eine ungewöhnliche Therapie ist der Elektrotampon, ein mit geringer elektrischer Spannung ausgerüsteter Tampon, der in den After eingeführt wird und von dort aus schwache Impulse an den Beckenboden sendet. Um eine spürbare Wirkung zu erzielen, müssen die Tampons allerdings mindestens drei bis vier Wochen lang täglich zwölf Stunden lang eingelegt werden.

Wem diese Vorstellung eher unangenehm ist, der sieht sich vielleicht lieber unsere vier Übungen in dem Kapitel »Beckenbodengymnastik« an oder betätigt sich auf andere Weise körperlich: Jede Art von Muskeltraining wird früher oder später auch zur Kräftigung der Beckenbodenmuskulatur beitragen. Frauen, die vor kurzem entbunden haben, sollten unsere Übungen jedoch unbedingt ausprobieren, denn eine Schwangerschaft und Geburt ist sehr belastend für den Beckenboden. Und nicht selten ist mangelndes Training im Alter von 30 Jahren schuld daran, daß eine Frau mit 70 inkontinent wird.

Blasensteine

Besonders bei älteren Männern treten Steinbildungen in der Harnblase auf, aber auch jüngere können daran leiden. Es gibt zwei Sorten von Blasensteinen: Die einen werden in den Nieren gebildet und gelangen von dort in die Blase, andere bildet die Blase selbst aus Harnsedimenten. Auch bei kleinsten Steinen wird eine Stoßwellen- oder Ultraschallzertrümmerung auf endoskopische Weise (Sondengerät) über die Harnröhre angewendet. Die Steine werden auf diese Weise zerschlagen und dann mit Hilfe einer Sondenzange durch die Harnröhre abtransportiert. Das ist bisher die sicherste Methode.

Bösartiges Blasengeschwür (Blasenkarzinom)

Ein gutartiges Blasengeschwür, das Papillom (siehe dort) kann im ungünstigsten Fall zu Krebs entarten. Deswegen muß der Patient bei Diagnose eines Papilloms regelmäßig überwacht werden. Ein großes Problem ist die Tatsache, daß viele Patienten durch erste Blutbeimengungen im Urin und auch später durch größere Blutungen nicht ernsthaft beunruhigt sind. Da sie keine Schmerzen haben, nehmen sie die Sache nicht so ernst. Suchen sie dann erst bei auftretenden Schmerzen den Rat des Arztes, ist das Geschwür oft schon durch die Blasenwand getreten, Tochtergeschwülste finden sich in den umliegenden Lymphdrüsen, im Skelett und in anderen Organen. Die Prognose für den Patienten ist dann eher schlecht. Männer sind von dieser Krebsart, die im Anfangsstadium gut zu behandeln ist, weit häufiger betroffen als Frauen.

Gutartiges Blasengeschwür (Blasenpapillom)

Drei Viertel aller von dieser typischen Alterskrankheit Betroffenen sind Männer über 50. Meist siedeln sich diese Geschwüre am Blasenboden an, oft auch an den Öffnungen der Blase zu den Harnleitern und der Harnröhre. In diesem Fall entstehen Schmerzen beim Wasserlassen, oder der Urinfluß verändert sich auffällig (»stottern« oder zweimalige Entleerung, geringe Entleerung bei starkem Harndrang). Manche Patienten spüren auch nur ein unangenehmes Druckgefühl in der Blase. Oft gibt es Blutbeimengungen im Urin, die allerdings nicht jedes Mal auftreten müssen und manchmal sogar so geringfügig sind, daß sie nur im Labor nachzuweisen sind. Die Geschwüre müssen nicht immer gleich operiert, aber auf alle Fälle in regelmäßigen Abständen ärztlich kontrolliert werden, da sie sich im ungünstigsten Fall auch zu Krebs entwickeln können.

Harnröhrenverengung (Harnstriktur)

Blasenstottern, häufiger, aber geringer Urinfluß, Schmerzen beim Wasserlassen können auch Symptome einer Harnröhrenverengung sein. Diese ist in seltenen Fällen angeboren, meist aber aufgrund einer Operation oder eines Harnröhreninfektes mit nachfolgender Narbenbildung entstanden. Besonders unangenehm ist es, wenn Blasensteine in der verengten Harnröhre hängen bleiben. In den meisten Fällen ist ein operativer Eingriff notwendig.

Harnverhaltung (Harnretention)

Im Falle eines plötzlichen Unvermögens, die Blase zu entleeren, sollte schnellstmöglich ein Urologe oder das Krankenhaus aufgesucht werden.

Die Harnretention ist äußerst gefährlich: Es droht ein Rückstau des Urins über die Harnleiter in die Nieren, was zu Harnvergiftung und Nierenschwäche führen kann und in jedem Fall lebensbedrohlich ist.

Prostatavergrößerung (Blasenhalsadenom)

Die Vorsteherdrüse (Prostata) ist eine Drüse mit männlichen und weiblichen Hormonanteilen, die bei Männern unterhalb der Blase direkt am Anfang der Harnröhre sitzt. Sie sondert ein Sekret ab, das sich mit den Samenzellen vermengt und diese in Bewegung bringt.

Genau genommen, handelt es sich bei einer Vergrößerung der Prostata, an der etwa 50 bis 60 Prozent aller Männer jenseits der 50 leiden, nicht um ein Anschwellen der Vorsteherdrüse (Prostata) selbst, sondern um Wucherungen der weiblichen Drüsen dieses Organs. Warum das passiert, ist noch nicht eindeutig geklärt. Es gibt aber eine Theorie, die sehr schlüssig ist: Mit zunehmendem Alter (ca. ab 50 Jahre) sinkt der Spiegel männlicher Hormone (Androgene) im Körper von Männern ab, wohingegen die weiblichen Hormone, die Östrogene, ansteigen. Dies hat Auswirkungen auf weibliche Drüsen, wie sie in der Prostata zu finden sind. Nach diesen Veränderungen des Hormonhaushaltes ist die Prostata nur noch eine harte Schale an der Außenseite eines relativ großen Gewächses weiblicher Drüsen. Aber auch eine zu fetthaltige Ernährung wird als Ursache dieser Veränderungen diskutiert, denn Fette beeinflussen die Hormonproduktion im Körper. Der klinische Verlauf dieser Krankheit (die viele Jahre lang stumm, also ohne Beschwerden, bleiben kann) stellt sich in vielen Fällen folgendermaßen dar:

- Erstes Stadium: Häufiger, vor allem nächtlicher Harndrang. Dabei wird der Urinstrahl immer schwächer und kann nur durch langes Warten und Pressen der Bauchmuskulatur überhaupt wieder motiviert werden. Dies bewirkt auf Dauer eine Überforderung der Muskulatur, die Muskelstränge der Blase können verdicken und balkenförmig ins Innere der Blase ragen. Diese sogenannte Balkenblase kann wiederum auf Dauer zu Harnentleerungsstörungen führen, was wieder die schon erwähnte Gefahr der Keimbildung im Restharn mit sich bringt. Normalerweise kann die Blase aber in diesem Stadium noch durch starkes Pressen vollständig geleert werden. Wärme und mehr Bewegung können einen günstigen Einfluß auf das Leiden haben.
- Zweites Stadium: Im weiteren Verlauf der Krankheit erschlafft die Blasenmuskulatur mehr und mehr, was dazu führt, daß eine vollständige Entleerung des Harns nicht mehr möglich ist. Besonders nachts wird der Harndrang

immer häufiger, wobei die Entleerung nur noch in kleinsten Portionen funktioniert. Auf Dauer führt die Keimbildung im Restharn zu Blasenentzündungen, die auch in die Nieren (Nierenbecken) aufsteigen können.

- Drittes Stadium: Jetzt macht die Vergrößerung der Prostata auch die Entleerung einer übervollen Blase nur noch in kleinsten Schritten möglich. Es besteht die Gefahr eines Harnrückstaus von der Blase über die Harnleiter in die Nieren und damit von Entzündungen, die eventuell zu Nierenschwäche mit Harnvergiftung führen können. Wer jetzt nicht behandelt wird, dem droht Lebensgefahr. Erstaunlich ist, daß sich viele Patienten in diesem Stadium subjektiv besser fühlen, weil die Blase sich an die ständige Überfüllung gewöhnt hat.

Eine einmal diagnostizierte Vergrößerung der Prostata gehört auf jeden Fall in regelmäßige ärztliche Kontrolle, denn es besteht die Gefahr, daß das Gewebe der angeschwollenen weiblichen Drüsen zum Krebs (Prostatatumor) entartet. Eine Operation ist dann der letzte Ausweg.

Reizblase (Zystalgie)

Die Reizblase äußert sich in ständigem Harndrang mit Störungen der Blasenentleerung. Die Ursache können vorangegangene Blasen-, Nieren- oder Nierenbeckenentzündungen sowie Operationen an Blase und Nieren sein. Sehr oft wird das Leiden aber auch durch psychische oder sexuelle Probleme ausgelöst. Frauen mittleren und höheren Alters leiden unter diesem Phänomen weit häufiger als Männer, die am ehesten bei einer festgestellten Vergrößerung der Prostata nach dem 50. Lebensjahr betroffen sein können. Die durch die Reizblase verursachten Beschwerden ähneln denen bei einer Blasenentzündung, im Unterschied hierzu läßt sich aber bei der Laboruntersuchung des Urins nichts nachweisen. Viele Patienten klagen über unkontrollierten Harnabgang beim Lachen oder Husten, andere über das Nachträufeln von Urin.

Von der Beckenbodengymnastik bis zu homöopathischen oder pflanzlichen Behandlungen läßt sich gegen dieses Leiden einiges unternehmen (siehe dort). Die psychosomatische Reizblase läßt sich allerdings nur schwer ermitteln und gehört in die Praxis eines Arztes oder Psychotherapeuten.

Schrumpfblase

Verwandlung der Muskelschichten der Harnblase in starres Bindegewebe und damit eine Verminderung des Fassungsvermögens auf bis zu 50 ml. Ursache dafür kann das Tragen eines Dauerkatheters oder eine chronische Blasenentzündung sein.

Verdickung (Leukoplakien) der Blasenschleimhaut

Durch den chronischen Reiz einer Entzündung können sich schwielige weißliche Verdickungen in der Blasenschleimhaut entwickeln, die nur bei einer Blasenspiegelung dargestellt werden können. Sie müssen unter ärztlicher Beobachtung bleiben, eventuell auch operativ entfernt werden, da sie im ungünstigsten Fall zu Krebs entarten können.

Diagnose-Schema für Frauen und Männer

Nachfolgend haben wir für Sie zwei Tabellen zusammengestellt, die Ihnen im Bedarfsfall – wenn Sie z. B. Schmerzen beim Wasserlassen verspüren – erste Informationen geben sollen, was die Ursache und die Konsequenz sein könnten. Da es signifikante Unterschiede zwischen Männern (Prostata) und Frauen (Blasenentzündungen) gibt, haben wir die Diagnose-Schemen entsprechend aufgeteilt. Sie dürfen aber keinesfalls den Besuch bei Ihrem Arzt oder Heilpraktiker ersetzen!

Diagnose-Schema für Frauen

Haben Sie Schmerzen (klopfend) hinten im Taillenbereich?

nein ↓ / ja ↓

Haben Sie erhöhte Temperatur oder Fieber und/oder fühlen Sie sich abgeschlagen?

→ ja: Konsultieren Sie sofort Ihren Hausarzt, denn eine Nierenbeckenentzündung ist wahrscheinlich (besonders wenn Fieber und schmerzhafter Harndrang eine Rolle spielen).

↓ nein

Leiden Sie unter schmerzhaftem Harndrang und müssen Sie öfter als üblich zur Toilette?

nein ↓ / ja ↓

Bleiben die Schmerzen im Unterleib auch nach dem Wasserlassen?

→ ja: Dann ist eine Blasen- oder Harnröhrenentzündung die wahrscheinliche Ursache.

nein ↓ / ja ↑

Urinieren Sie nur in kleinen Mengen, und sieht der Urin wolkig, blutgefärbt aus und/oder riecht streng?

↓

Traten die Beschwerden nach dem Sex auf?

→ ja: Eine Harnröhrenentzündung liegt vor, verursacht meist durch Bakterien, Chlamydien und Trichomonaden (sexuell übertragbar). Jetzt müssen Sie behandelt werden, sonst kann die Entzündung aufwärts ziehen (Blase und Nieren)

↓ nein

Verspüren Sie Juckreiz oder Brennen im Genitalbereich?

ja

Leiden Sie an dickem weißlichem Ausfluß ?

nein

Eine Harnröhrenentzündung ist auch hier die wahrscheinlichste Ursache

nein

Oder ist der Ausfluß eher schaumig-eitrig?

Der Juckreiz im äußeren Genitalbereich kann verschiedene Ursachen haben. Konsultieren Sie auf jeden Fall Ihren Gynäkologen

Eine Trichomoniasis (sexuell übertragbare Infektion mit Parasiten) ist möglich. Konsultieren Sie Ihren Gynäkologen.

Eine Candida-Mykose ist die wahrscheinliche Ursache. Bis zu 40 Prozent aller Frauen leiden manchmal oder gar ständig unter dieser Pilzinfektion. Sie müssen von einem Gynäkologen untersucht werden. Ihr Partner benötigt ebenfalls eine Behandlung, sonst droht eine Reinfektion.

Diagnose-Schema für Männer

Haben Sie Schmerzen (klopfend) hinten im Taillenbereich und eventuell auch Fieber?

nein ↓

ja ↓

Konsultieren Sie sofort Ihren Hausarzt, denn eine Nierenbeckenentzündung ist wahrscheinlich (besonders wenn Fieber und schmerzhafter Harndrang eine Rolle spielen). Koliken (heftige Schmerzen von den Nieren in Richtung Blase ausstrahlend) deuten auf Nierensteine hin.

Fallen Ihnen Absonderungen aus der Harnröhre auf?

nein ↓

ja ↓

Handelt es sich dabei um schleimig-schaumigen Ausfluß? → ja → Dann leiden Sie wahrscheinlich unter einer sexuell übertragbaren Krankheit (Trichomonaden) und sollten schnellstens zum Arzt gehen.

↓

Oder handelt es sich um eitrige Absonderungen? → ja → Dann leiden Sie wahrscheinlich unter einer sexuell übertragbaren Krankheit (Tripper) und sollten schnellstens zum Arzt gehen.

↓

Leiden Sie unter Schmerzen und Störungen beim Wasserlassen?

↓ nein

↓ ja

↓

Wenn Sie »nur« unter dem Brennen leiden, haben Sie wahrscheinlich eine Harnröhren- oder Blasenentzündung. Konsultieren Sie auf jeden Fall Ihren Arzt.

↓

Tröpfeln, stotternder, blutiger oder eitrig-blutiger Urin können auf eine Prostataentzündung hindeuten, die von einem Arzt behandelt werden sollte.

Harnwegserkrankung – Schieben Sie die Behandlung nicht auf die lange Bank!

Wie aus den vorhergehenden Kapiteln schon deutlich wurde, sollte man eine Erkrankung des Harntraktes nicht auf die leichte Schulter nehmen. Was heute eine Blasenentzündung oder vergrößerte Prostata ist, kann morgen im ungünstigsten Fall lebensbedrohliche Formen annehmen.

Das A und O einer Behandlung von Harnwegsleiden ist das offene Gespräch mit dem Arzt oder Heilpraktiker. Leiden Sie nicht heimlich, scheuen Sie sich nicht, beim geringsten Anzeichen, daß etwas nicht stimmt, zum Arzt zu gehen. Denn eines haben alle Erkrankungen der Ausscheidungsorgane gemeinsam: Sie lassen sich recht gut behandeln, wenn frühzeitig damit begonnen wird. Wer aber das erste Brennen beim Wasserlassen nicht ernst nimmt, riskiert eine schlaflose Nacht: Der Harndrang wird rasch immer unangenehmer, die Krämpfe sind schmerzhaft, man ist müde und entkräftet und irgendwann fließen Tränen der Verzweiflung. Wäre man statt dessen gleich morgens zum Arzt gegangen, um sich helfen zu lassen, würde man – müde und ein bißchen geschafft – längst beruhigt im Bett liegen.

Nicht jede Blasenentzündung oder Harnwegserkrankung verläuft gleich. Gerade beim Blasenhalsadenom, der vergrößerten Prostata, kann es über Monate oder Jahre keine Beschwerden geben. Und hier zeigt sich, wie wichtig die Krebsvorsorgeuntersuchungen bei Männern sind: Der Arzt tastet grundsätzlich durch den Darm die Prostata ab und kann so Vergrößerungen sofort entdecken. Dadurch sind Arzt und Patient der Entwicklung immer einen Schritt voraus und können – bei Früherkennung des Problems – sofort eingreifen. Spätere Folgeschäden wie Harnröhrenverengung, Urinstau, Steinbildung, Blasenentzündungen können vermieden, ein Entarten der Geschwulst frühzeitig erkannt werden.

Auch am Beispiel Inkontinenz zeigt sich, wie wichtig der frühzeitige Gang zum Arzt oder Therapeuten ist. Viele Betroffene leiden heimlich, ziehen sich aus der Öffentlichkeit zurück, geben Freunde und Sozialleben auf und verändern nicht selten durch ihr »geheimes Leiden« auch ihre Persönlichkeit: Wer etwas zu verschweigen hat, wird seine Offenheit verlieren und dadurch auch kontaktgestört. Dabei gibt es bei manchen Formen der Inkontinenz durchaus medizinische oder auch psychotherapeutische Behandlungsmöglichkeiten.

Erst, wenn nichts mehr hilft, kein Arzt oder Heilpraktiker mehr Rat weiß, keine Krankengymnastik mehr nutzt, muß man sich mit der Blasenschwäche abfinden. Aber selbst dann braucht man nicht wie ein Einsiedler zu leben: Es gibt inzwischen in jeder Apotheke ein breites Angebot von Hilfsmitteln (Windeln, Windeleinlagen), die dem Betroffenen weiterhin ein gesellschaftliches Leben ermöglichen.

Wenn eine Operation unumgänglich ist

Bei gravierenden Beschwerden durch Erkrankungen der Harnwege oder der Nieren gibt es heute etliche chirurgische Möglichkeiten:

- Im schlimmsten Fall eines Blasenkrebses kann die Blase – unter Erhaltung des Bodens und der Harnröhre – entfernt (Blasenresektion) und durch einen künstlichen Ausgang mit Dauerkatheter ersetzt werden. Dieser wird dann direkt an die Harnleiter angeschlossen und entweder über den Bauch oder den Darm abgeleitet.
- Aber auch mißgebildete oder durch Vernarbungen verstopfte Harnröhren oder Harnleiter können durch ein kleines Kunststofforgan ersetzt werden.
- Blasensteine werden entweder mit einem Sondengerät durch die Harnröhre zertrümmert oder mit einem Blasenschnitt (Operation im oberen Blasenteil durch den Bauch) auf herkömmliche Weise entfernt.
- Auch die Prostata kann operativ ganz entfernt werden, wenn Schwellungen zu groß geworden sind oder krebsartig entarten. Vorher wird in jedem Fall eine Biopsie (Gewebeentnahme) gemacht, deren histologische Untersuchung dann darüber Auskunft gibt, ob es sich um eine gutartige oder eine bösartige Geschwulst handelt.
- Sogar Inkontinenz kann, wenn sie organisch bedingt ist, operativ behoben werden. Dafür gibt es verschiedene Methoden wie z. B. die Injektion von Teflon in die Harnröhre, was den Durchmesser der Harnröhre künstlich verengen soll.
- Als weitere Operation des Harntrakts sei hier noch die Nierentransplantation, also das Einsetzen eines Spenderorgans bei Nierenversagen, genannt.
  Auf die Nieren gehen wir in diesem Ratgeber nur am Ran-

de ein, ihre Funktion, Erkrankungen und Behandlungsmethoden würden ein eigenes Buch füllen.

Medikamente

Mit einer konsequent durchgeführten Antibiotika-Therapie – wichtig ist das strikte Einhalten der Einnahmevorschriften über die gesamte vom Arzt verordnete Dauer – kann eine Blasenentzündung im Keim erstickt werden. Doch sollte diese Art der Behandlung nach Möglichkeit sehr selten durchgeführt werden, da der Einsatz von Antibiotika keineswegs unumstritten ist.

Jahrzehnte lang waren Antibiotika oder Penizillin die Antwort der modernen Medizin auf alle Bakterien als Auslöser verschiedenster Infektionskrankheiten. Bakteriell verursachte Krankheiten schienen kontrollierbar geworden zu sein. Doch obwohl es eine Vielzahl verschiedener Antibiotika auf dem pharmazeutischen Markt gibt, ist in jüngster Zeit ein Problem aufgetaucht: Die Resistenz, also die Widerstandskraft mancher Bakterien gegen Antibiotika. Apotheker und Ärzte sind gleichermaßen besorgt, da sich diese neue Entwicklung offensichtlich ungebremst fortsetzt.

Bereits in den 60er und 70er Jahren wurde ein vergleichbares Phänomen beobachtet: Das Problem der Schädlingsbekämpfung schien durch die neuen chemischen Mittel für alle Zeiten gelöst – bis sich die Insekten an die Vernichtungsmittel anpaßten und dagegen resistent wurden. Heute passen sich die Bakterien den Antibiotika an, werden resistent und können ungehemmt Krankheiten verbreiten, die längst ausgerottet schienen. Parallel dazu hat sich der Mensch an viele Antibiotika so sehr gewöhnt, daß sie in seinem Körper keine Wirkung mehr zeigen. Dies ist auch ein Resultat der modernen Ernährung: Durch die ungehemmte Anwendung von Antibiotika in der Masttierhaltung gelangen diese über die Nahrungskette zusätzlich in unseren Körper.

Der Einsatz von Antibiotika bei der Therapie von Krankheiten sollte also immer gewissenhaft abgewägt werden.

Nach einer Antibiotika-Therapie ist es wichtig, das körpereigene Immunsystem wieder in Schwung zu bringen. Im zweiten Teil unseres Ratgebers finden Sie unter anderem Rezepte zur Immunstabilisierung. Ein starkes Körperabwehrsystem ist der beste Schutz gegen Entzündungen und drohende chronische Erkrankungen – und damit auch gegen die nächste Antibiotika-Therapie.

Harnwegserkrankungen unter ganzheitlichem Aspekt

Bekanntermaßen leidet die Seele mit, wenn der Körper krank ist – und umgekehrt. Oder wie fühlen Sie sich, wenn Sie mit einer fieberhaften Grippe das Bett hüten müssen? Sie werden in diesem Zustand seelisch wohl kaum zu den ausgeglichensten und glücklichsten Menschen gehören. Umgekehrt kann sich eine kranke Seele eben auch negativ auf verschiedene Körperfunktionen auswirken. Welcher Körperteil dann betroffen ist, hängt von der zugrunde liegenden seelischen Erkrankung ab. So können sich psychische Vorgänge auch auf die Funktionen des Harntraktes auswirken.

Hierzu das Beispiel einer 27jährige Studentin, die mir in meiner Praxis erzählte: »Meine Eltern sind fast mit mir verzweifelt. Ich war bereits sieben Jahre alt und machte noch jede Nacht ins Bett. Es gab keinen Morgen, an dem ich nicht mit nasser Hose und nassem Laken aufwachte. Doch anstatt Druck auf mich auszuüben und mir zu drohen, schickten meine Eltern mich in eine Kinder-Therapiegruppe. Dort habe ich mich schnell sehr wohl gefühlt, mit den anderen Kindern gespielt und auch die Therapeutin sehr gemocht. Nach einiger Zeit sollte ich aufmalen, wovon ich nachts träumte. Mir fielen sofort die Geister ein, die jede Nacht bei mir waren. Ich malte sie so gut, wie ich sie aus den Nächten erinnerte und hatte schnell einen ganzen Stapel Blätter mit vielen verschiedenen Geistern zusammen. Eines Tages fand in der Kinder-Therapiegruppe ein Sommerfest statt. Auf diesem Fest wurde ein Lagerfeuer gemacht, in dem meine Zeichnungen – und mit ihnen die Geister – feierlich verbrannt wurden. Von diesem Tag an habe ich nie wieder ins Bett gemacht. Denn die Geister waren ja verbrannt, meine Angst war verschwunden.«

Die Psyche hat uns etwas zu sagen

- Gehören Sie zu den Menschen, die »alles hinunterschlucken«? Denen vieles »schwer im Magen liegt« und die sich häufig mal »ein Loch in den Bauch ärgern«? Dann sollten Sie auf der Hut sein, denn Sie sind gefährdet, an Magen oder Zwölffingerdarm zu erkranken.
- Wenn Sie oft an Erkältungskrankheiten oder Schnupfen leiden, haben Sie die Fähigkeit zu zeigen, daß Sie »die Nase voll haben«.
- Zeigt Ihnen Ihre Asthmaerkrankung vielleicht an, daß Ihnen »öfter die Luft wegbleibt« oder daß Sie öfter »in die Luft gehen«?

Natürlich gibt es auch zur Erklärung von Blasen- und Nierenleiden verschiedene Volksweisheiten und Sprachbilder, die dem Patienten die so wichtige Rolle der Seele nahebringen:

- Die Fähigkeit, nach unten zu weinen
- Der Wunsch, alles laufen zu lassen
- Sich vor Angst in die Hose machen

- Etwas im Urin haben
- Schnell unter Druck geraten
- Sich möglichst »verpissen« wollen
- Sich Probleme an die Nieren gehen lassen

Überprüfen Sie sich selbst

Wenn Sie häufig an Blase oder Niere erkranken, beantworten Sie sich doch einmal die folgenden zehn Fragen. Bedenken Sie dabei bitte, daß es sich nicht um ein Quiz mit falschen oder richtigen Antworten handelt, sondern daß dieser kleine Test Ihnen nur als Anregung dienen soll zu überprüfen, ob Ihre Blasenprobleme vielleicht seelische Ursachen haben könnten.

1. Setze ich mich häufig selbst unter Druck? Welche Situationen fallen mir dazu spontan ein?
2. Gibt es Bereiche in meinem Leben, an denen ich stark festhalte?
3. Bin ich ein Mensch, der leicht loslassen kann oder schleppe ich jegliches noch so alte Problem als Ballast mit mir herum?
4. Wann habe ich zuletzt geweint?
5. Bin ich ein Mensch, der leicht weinen kann?
6. Worüber kann ich weinen?
7. Habe ich beruflich Probleme? Geht mir dort etwas auf die Nerven? Wenn ja, habe ich das schon einmal zu verbalisieren versucht?
8. Bekomme ich mehr Zuwendung von meinen Mitmenschen, wenn ich krank bin?
9. Nehme ich mir mein Recht auf körperliche Bedürfnisse?
10. Trinke ich manchmal bewußt wenig, damit ich nicht so häufig auf die Toilette gehen muß?

2. Teil

Natürliche Methoden zur Vorbeugung und Heilung von Blasenleiden

Bevor wir zur detaillierten Beschreibung der verschiedenen natürlichen Methoden bei Blasen- und Nierenerkrankungen kommen, möchten wir Sie zunächst über die wichtigste Grundlage der Gesundheit – ein intaktes Immunsystem – sowie die Möglichkeiten, es auf natürliche Weise zu stärken, informieren.

Warum ist das Immunsystem lebensnotwendig?

Unser Körper ist täglich dem Angriff unzähliger Bakterien und Viren ausgesetzt – wie kommt es dann, daß wir nicht ständig an Infektionen erkranken? Wie kommt es, daß Dutzende von aktiven Krebszellen in unserem Körper unterwegs sein können, ohne daß sich ein Tumor entwickelt? Die Antwort gibt uns das Immunsystem, die Körperpolizei, deren Killerzellen im entscheidenden Moment auftauchen und den Angreifer eliminieren.

Diese wichtige Aufgabe kann aber nur ein gesundes Immunsystem leisten. Sobald jedoch die körpereigene Abwehr geschwächt ist, erhalten die verschiedensten Krankheitserreger – auch die zahlreichen herumirrenden Krebszellen – die Chance, auf die sie gelauert haben. Das Immunsystem älterer Menschen ist oft nicht mehr so fit und aktiv wie in jüngeren Jahren, weshalb sie in der Regel häufiger erkranken als junge Menschen. Das nutzen auch die Krebszellen sofort aus, und deshalb entsteht Krebs meistens erst im höheren Alter.

Schon zu Zeiten von Pest- und Choleraseuchen in Europa war immer wieder zu beobachten, daß einige Menschen verschont blieben. Und auch heute kann eine ganze Schulklasse von Masern befallen werden, und zwei Schüler erkranken nicht. Auch dies sind Beispiele dafür, wie sich ein gesundes Immunsystem gegenüber einem angegriffenen auswirken kann.

Stärken Sie Ihr Immunsystem

Wie Sie erfahren haben, ist der erste Schritt zur Vermeidung von Infektionskrankheiten – und damit auch von Entzündungen von Blase, Harnwegen oder Prostata – eine Stärkung der körpereigenen Abwehrkräfte.

Das Immunsystem läßt sich trainieren, und am besten fangen Sie gleich damit an. Sicherlich wird Ihnen einer unserer vielen Vorschläge persönlich ganz besonders zusagen und kann Ihnen nebenbei auch noch ein paar angenehme Stunden bescheren.

Mit ein bißchen Sport trainieren Sie nicht nur Ihre Muskeln. Es ist erwiesen, daß mäßiger Ausdauersport – etwa Laufen, Radfahren, Schwimmen oder zügiges Gehen – die körperliche Abwehr des Menschen steigert und stärkt. In mehreren europäischen Laboratorien, die sich mit der Auswirkung von Sport auf die Immunfunktionen beschäftigen, wurde jetzt nachgewiesen, was sich im Organismus des Menschen abspielt, wenn er sich körperlich betätigt: Schon 20-30 Minuten körperlicher Belastung haben zur Folge, daß die Zahl der sogenannten Killerzellen deutlich meßbar zunimmt. Gleichzeitig steigt auch die Zahl der B-Lymphozyten, die im Immunsystem für die Produktion der Antikörper verantwortlich sind. Und nicht bloß die Zahl dieser Immunzellen steigt – auch ihre Aktivität nimmt deutlich meßbar zu!

Und so läßt sich dieses Phänomen erklären: Eine mäßige körperliche Belastung täuscht dem Organismus eine leichte Entzündung vor. Der Körper reagiert daraufhin mit einer allgemeinen Mobilisierung des Immunsystems. Durch diese Mobilmachung werden die körpereigenen Freß- und Killerzellen aktiv und ziehen mit neuem Elan in den Kampf gegen virusinfizierte und sogar gegen einzelne entartete oder bösartige Zellen.

Den Slogan »Sport ist Mord« sollten Sie also aus Ihrem Vokabular streichen! Das bedeutete allerdings keineswegs, daß Sie jetzt sofort aufspringen und bis zum Umfallen Sport betreiben sollen. Denn auch dabei- und gerade hier – kommt es auf das richtige Maß an. Zuviel des Guten schadet nur – auch das haben Labormessungen bestätigt.

Nicht nur nach dem Radfahren oder Joggen fühlt man sich besser und aktiver; auch ausreichende Bewegung an der frischen Luft – warum nicht zum Beispiel beim Sammeln und Trocknen von Heilkräutern? – wirkt sich positiv auf die Gesundheit aus.

Und hier noch ein Tip zur Erfolgskontrolle: Wenn Sie feststellen wollen, ob es Ihnen gelungen ist, Ihr Immunsystem zu stärken, führen Sie doch einmal ein Tagebuch über Schnupfen, Husten, Erkältungen, Durchfall. Wenn Sie in einem halben Jahr feststellen, daß Sie seltener krank werden als früher, wissen Sie, daß Sie auf dem richtigen Weg sind.

Was hat Armut mit dem Immunsystem zu tun?

Schwindsucht – die Lungentuberkulose – war früher eine häufige und gefürchtete Krankheit und bedrohte vor allem arme Menschen. Bevor wirksame Medikamente gegen diese Geißel der Menschheit erfunden wurden, gab es nur ein wirksames Mittel: Eine ausreichende Zufuhr von vielfältigen Nährstoffen – Eier, Milch, Käse, Quark, Sahne – alles nur vom Besten, so lautete das Rezept, mit dem die Ärzte damals ihre Kranken nach Hause schickten. Wer sich das leisten konnte – und eventuell auch noch einen Urlaub in einem Kurort anschließen konnte – dem mochte es gelingen, dem Schicksal ein Schnippchen zu schlagen und die Krankheit mit den eigenen Abwehrkräften zu besiegen.

Wer aber in ärmlichen Verhältnissen lebte und deshalb bei spärlicher vitaminarmer Kost weiterhin sein Dasein fristen mußte, dessen Lebensweg war bereits vorgezeichnet – eine Genesung war so gut wie ausgeschlossen.

Da aber Butter und Sahne allein bekanntermaßen nicht gesund machen, stellt sich die Frage, warum sich die Kranken mit guter Ernährung erfolgreich gegen die tödliche Lungenkrankheit wehren konnten.

Wichtig ist, was man ißt

Es kommt also nicht so sehr auf das »wieviel«, sondern mehr auf das »was« an. In den Nahrungsmitteln, die wir zu uns nehmen, sind die unterschiedlichsten Substanzen vertreten, sie dienen sozusagen als »Baumaterial« für die verschiedenen Produkte des menschlichen Körpers, aber auch als Energielieferanten für lebensnotwendige Prozesse oder »Konservierungsmittel« für wichtige körpereigene Substanzen, die besonderen Schutz vor der Abnützung benötigen.

Je nachdem, in welcher Lebenssituation sich der menschliche Organismus gerade befindet, braucht er aus der breiten Angebotspalette der Nährstoffe mal von diesem und mal von jenem etwas mehr oder etwas weniger.

So sind die Ansprüche an die Zusammensetzung der Nährstoffe bei Säuglingen anders als bei Schulkindern, und heranwachsende Jugendliche haben wiederum andere Nährstoffbedürfnisse als Erwachsene oder ältere Menschen. Einleuchtend ist auch, daß sich ein Schwerstarbeiter anders ernähren muß als etwa ein Politiker, der tage- und nächtelang an Konferenztischen sitzt. Auch Schwangerschaft und Hochleistungssport stellen extreme Anforderungen an den Körper und somit auch an die Ernährung.

Vor diesem Hintergrund ist es verständlich, daß die Bedürfnisse Kranker hinsichtlich der Nährstoffzufuhr noch viel unterschiedlicher sind.

Welche entscheidende Rolle die Ernährung für die Immunabwehr spielt, verdeutlicht auf tragische Weise die hohe Sterblichkeit an Infektionskrankheiten in Ländern, in denen die Menschen – insbesondere die Kinder – unterernährt sind. So sterben zum Beispiel in den Entwicklungsländern fast 20 Prozent aller Kinder, die an Masern erkranken.

Die richtige Ernährung bei Harnwegserkrankungen

Im Fall einer akuten Blasenentzündung spielt also neben der Einnahme von Medikamenten und der unterstützenden Wirkung von Heilkräutern auch die Ernährung eine wichtige Rolle im Heilungsprozeß. Im Folgenden geben wir Ihnen hierzu einige Empfehlungen.

Trinken Sie genug?

Menschen, die wenig trinken und nicht einmal die mindestens notwendigen zwei Liter Flüssigkeit pro Tag zu sich nehmen, haben ein hohes Risiko, an Blase und Niere zu erkranken. Reichliche Flüssigkeitszufuhr ist wichtig, damit sich der Harn und die darin befindlichen Keime nicht zu stark konzentrieren, sondern die Erreger ständig ausgeschwemmt werden.

Besonders ältere Menschen trinken viel zu wenig und begeben sich damit in größte gesundheitliche Gefahr. Wenn man tagelang kaum etwas getrunken hat, kann sogar Lebensgefahr entstehen, da der gesamte Flüssigkeits- und Elektrolyt-Haushalt durcheinander gerät. Dies kann im Ernstfall sogar zu geistigen Verwirrtheitszuständen führen, und nur eine sofortige Infusionstherapie im Krankenhaus vermag dann das Leben des Patienten zu retten.

Es kann also nicht oft genug auf die Notwendigkeit einer ausreichenden Trinkmenge hingewiesen werden! Ob Sie wirklich täglich genügend Flüssigkeit zu sich nehmen, können Sie übrigens an der Farbe Ihres Urins feststellen: Fast farbloser Urin ist ein Zeichen für eine schwache Konzentration und damit für eine ausreichende Trinkmenge.

Essen Sie das Richtige?

Vitamin- und rohkostreiche Nahrung kann bei einer Neigung zu Blasen- und Nierenerkrankungen helfen, Neuerkrankungen zu vermeiden. Im allgemeinen sollte leichtverdaulich, gewürzarm und salzlos gegessen werden. Alkohol, Kaffee und Fleisch sind verboten, Frischobst, Milchprodukte, Vollkornbrot, Obst und Gemüsesäfte dagegen sehr empfehlenswert.

Vorschlag für eine Fastenkur bei akuter Blasenentzündung

Im Fall einer akuten Blasenentzündung empfiehlt sich eine mehrtägige Fastenkur, die allerdings nur unter ärztlicher Kontrolle durchgeführt werden sollte. Sie trägt mittels Entgiftung zu einer schnellen Beseitigung der Krankheitskeime bei.

- 1. bis 3. Tag:
  Strenges Fasten mit säuernden Präparaten (werden vom Arzt empfohlen). Trinken Sie täglich einen halben Liter Tee, der folgendermaßen zubereitet wird: 20 g Bärentrau-

benblätter und 20 g Schachtelhalm in kaltem Wasser ansetzen, aufkochen und zehn Minuten ziehen lassen, dann 20 g Birkenblätter, 20 g Bruchkraut, 20 g Heidekraut und 20 g Kamille hinzufügen und weitere zehn Minuten auf kleiner Flamme ziehen lassen, abfiltern.

- 4. bis 6. Tag:
  Saftkur über drei Tage: Über den Tag verteilt trinken Sie täglich fünf bis sechs Tassen Kräutertee nach Wahl und fünf Gläser Saft. Am Ende des Fastenplans finden Sie eine Übersicht über die erlaubten Säfte sowie einige Rezepte für Kräutertees. Außerdem trinken Sie täglich zwei Gläser Meerwasser (gibt es in der Apotheke) und ein Glas Buttermilch.
- 7. bis 9. Tag
  Drei Tage Milch-Saft-Fasten: In diesen drei Tagen trinken Sie über den Tag verteilt fünf Tassen Kräutertee und fünf Tassen Saft. Außerdem sollten Sie morgens, mittags und abends je ein Viertel Liter Milch und drei Gläser Meerwasser trinken und zwei ungesüßte Joghurts essen.
- Ab dem 10. Tag
  gehen Sie zu Schonkost über. Diese sollte überwiegend eine Milch-Pflanzen-Kost sein. Verzichten Sie auf scharfe Gewürze, Speisesalz, Essig und Alkohol. Nach der neuntägigen Fastenzeit sollten Sie diese Schonkost noch mindestens vier Wochen, idealerweise sogar noch mehrere Monate lang essen.

Rezepte für Kräutertees:

- 20 g Salbei, 20 g Echter Ehrenpreis, 50 g Zinnkraut, 20 g Bärentraubenblätter und 10 g Eibischblüten mischen, einen gehäuften Eßlöffel dieser Mischung mit einer Tasse siedenem Wasser überbrühen, nach zehn Minuten abfiltern
- 20 g Leinsamen, 25 g Liebstöckelwurzel, 30 g Bärentraubenblätter und 25 g Bibernellwurzel mischen, einen

gehäuften Eßlöffel dieser Mischung in einer Tasse kalten Wassers aufkochen, abfiltern

- 30 g Immergrünblätter, 20 g Attichwurzel und 50 g Bärentraubenblätter mischen, einen Eßlöffel der Mischung in einer Tasse Wasser aufkochen, nach zehn Minuten abfiltern
- 10 g Lindenblüten, 10 g Zinnkraut, 10 g Bohnenschalen, 10 g Leinsamen, 10 g Bärentraubenblätter, 10 g Petersilienwurzel mischen, einen Eßlöffel dieser Mischung mit einer Tasse siedenem Wasser überbrühen, nach zehn Minuten abfiltern
- 20 g Bärentraubenblätter, 20 g Maisgriffel, 20 g Birkenblätter, 20 g Süßholz und 20 g Queckenwurzel mischen, einen Eßlöffel dieser Mischung in einer Tasse Wasser aufkochen, nach zehn Minuten abfiltern
- 10 g Salbei, 10 g Schachtelhalm, 10 g Echter Ehrenpreis, 10 g Goldrute, 10 g Bärentraubenblätter, 10 g Petersiliensamen, 10 g Stiefmütterchen mischen, einen Eßlöffel der Mischung mit einer Tasse siedendem Wasser überbrühen, nach zehn Minuten abfiltern

Folgende Säfte sind besonders zu empfehlen:
Apfel, Aprikose, Baldrian, Berberitze, Birne, Bohne, Brombeere, Brunnenkresse, Erdbeere, Gänsefingerkraut, Grapefruit, Gurke, Heidelbeere, Holunder, Johannisbeere, Kamille, Kirsche, Knoblauch, Kürbis, Lauch, Löwenzahn, Meerrettich, Orange, Paprika, Preiselbeere, Rhabarber, Rosmarin, rote Bete, Salbei, Sanddorn, Sauerkraut, Schafgarbe, Schwarzrettich, Spitzwegerich, Thymian, Tomate, Traube, Wassermelone, Zinnkraut, Zitrone, Zwiebel

Hier nun noch einmal die wichtigsten Ernährungstips auf einen Blick:

- Viel trinken, mindestens zwei Liter pro Tag
- Viel Wasser, grünen Tee, Früchtetee oder verdünnte

Fruchtsäfte trinken, möglichst wenig Kaffee (entzieht dem Körper Flüssigkeit)

- Zum Würzen Kräuter anstatt Salz verwenden und auf scharfe Gewürze wie Pfeffer, Paprika und Essig verzichten.
- Auf Alkohol weitgehend verzichten (er bringt den Flüssigkeits- und Salzhaushalt des Körpers durcheinander)

Naturheilmittel, die das Immunsystem stärken

Unter den vielen Naturheilmitteln gibt es auch etliche, die speziell bei Blasenleiden angewandt werden. Sie alle werden in diesem Kapitel vorgestellt. Dazu gehören unter anderem der Teepilz Kombucha, der bei Harnwegsinfektionen eine heilende Wirkung zeigt, aber auch Öle, Gelee Royal und viele andere Substanzen, die das Immunsystem stärken. Bekanntermaßen kann ja eine gezielte Stimulation des Immunsystems zumindest eine Reinfektion (Wiederansteckung) verhindern.

Johanniskraut – Heilung für Körper und Seele

Die Einnahme von Johanniskraut wird oft bei depressiven Verstimmungen und Angstgefühlen empfohlen. Es enthält den depressionshemmenden Stoff *Hypericin*, der sich wie ein Filter auf die Nerven legt und damit Entspannung und Entkrampfung bringt. Darüber hinaus finden sich im Johanniskraut *Bioflavonoide*, darunter hauptsächlich *Quercetin* und *Quercitrin*. Sie hemmen sehr wirkungsvoll die Monoaminooxidase (MAO-Substanzen), die für die Blockierung des »Glücklichmachers« Serotonin im Gehirn verantwortlich sind. Dieser *Neurotransmitter* sorgt für Wohlbefinden, Zufriedenheit und ein angenehmes Sättigungsgefühl. Serotonin läßt den Menschen schneller einschlafen und steuert außerdem die Freisetzung schmerzlindernder Substanzen im Gehirn. Serotonin ist ein bewährtes Mittel gegen Schmerzen, Angstzustände und depressive Verstimmungen.

Doch die beiden Bioflavonoide Quercetin und Quercitrin haben nicht nur auf das seelische Wohlbefinden eine äußerst positive Wirkung: Mit ihrer *Monoaminooxidase-Hemmung* schützen sie unter anderem vor Darmkrebs, denn die Monoaminooxidase blockiert nicht nur das Serotonin, sie beeinträchtigt auch das Wachstum von Tumoren. Die Präsenz der beiden Bioflavonoide im Körper senkt sogar das Risiko eines Wachstums hormonbedingter Tumore wie z. B. beim Brustkrebs.

Darüber hinaus bestätigen wissenschaftliche Untersuchungen, daß das Quercetin in höheren Dosierungen gleichzeitig die Vermehrung von Viren dämpft. In niedrigen Dosen soll es prophylaktisch gegen Viren wirken.

Wer täglich zwei Tassen Johanniskrauttee trinkt, hat beispielsweise eine gute Chance, sich nicht mehr mit Herpes zu reinfizieren. Wird der Tee noch durch Honig und Zitrone veredelt, hilft er auch vorbeugend gegen Schnupfen und Erkältungskrankheiten.

Und im Johanniskraut steckt noch mehr Gutes: So haben die Substanzen *Biapigenin* und *Amentoflavin*, die ebenfalls als Inhaltsstoffe nachgewiesen wurden, direkten Einfluß auf das Nervensystem des Menschen. Beide setzen sich auf die Rezeptoren, die an das Gehirn beruhigende Signale geben. Biapigenin ist ein *Flavonoid*, das Nervensymptome wie Blässe, Zähneknirschen, Magendrücken, Schweißausbrüche und Mundtrockenheit hemmt. Amentoflavin wirkt ebenfalls beruhigend und kann darüber hinaus erfolgreich bei der Bekämpfung von Entzündungen und Geschwüren im Magen-Darm-Bereich eingesetzt werden.

Ein weiterer wichtiger Inhaltsstoff des Johanniskrauts ist *Hyperforin*, denn es besitzt keimtötende Eigenschaften.

Weil Johanniskrauttee viele *Gerbstoffe* enthält, wird er als Gerbstoffdroge bezeichnet. Diese *bioaktiven Stoffe* fördern die Herzdurchblutung und verbessern die Herztätigkeit. Doch sollte Johanniskraut bei Herzproblemen nie in Selbstmedikation eingesetzt werden. Solche Beschwerden gehören in die Behandlung eines Arztes. Wenn der Arzt es befürwortet, kann Johanniskraut zusätzlich eingenommen werden.

Die *ätherischen Öle* aus den hellen, durchsichtigen Drüsen auf den Blättern des Johanniskrauts können innerlich und äußerlich angewendet werden. Bei der Einnahme sorgt das Öl für Beruhigung, äußerlich aufgetragen wirkt das Öl schmerzstillend und kühlend.

Johanniskraut kann bei sehr vielen Krankheiten erfolgreich eingesetzt werden. Vor allem bei Entzündungen, Infektionen, psychischen und psychosomatischen Erkrankungen, Sportverletzungen und offenen Wunden zeigt es seine heilende Wirkung. Bei Blasenleiden empfiehlt sich neben dem Trinken von Johanniskrauttee auch das Einreiben des Unterbauchs mit Johanniskrautöl. Sie können das Öl in vielen verschiedenen Fertigpräparaten in der Apotheke kaufen oder Sie fertigen nach Anleitung eines Heilpraktikers oder Apothekers Johanniskrauttee, -öl, -pulver oder -tinktur selber an.

Kombucha – der wohltuende Teepilz

In Deutschland war Kombucha über lange Zeit in Vergessenheit geraten – bis Dr. Rudolf Sklenar im Jahre 1964 nach jahrelangen wissenschaftlichen Untersuchungen, ein Buch über diesen Wunderpilz veröffentlichte. Seitdem hat Kombucha seinen festen Platz unter den Naturheilmitteln. Kombucha ist jedoch weder Pilz (obwohl er so genannt wird) noch Alge, Flechte oder Schwamm. Mit Kombucha entstand vielmehr eine neue Symbiose von Mikroorganismen, Essigsäure und Hefe. Mit seinen Kombucha-Empfehlungen zur natürlichen Therapie verschiedener Erkrankungen hat sich der Arzt ein Denkmal gesetzt. Das Fertiggetränk »Kombucha-Tee nach Dr. Sklenar« ist in ganz Europa verbreitet. Der Vater des Kombucha starb 1987 im Alter von 75 Jahren.

Wie wirkt Kombucha?

Kombucha hilft nicht nur vielen kranken Menschen, auch Gesunde können von dem Teepilz profitieren: Er greift mit Hilfe seiner Säuren und der Hefepilze erheblich ins Stoffwechselgeschehen ein und bewirkt durch eine Entgiftung des Körpers, daß das Immunsystem noch effektiver arbeiten kann. So hat Kombucha eine bedeutsame vorbeugende Wirkung. Die Anwendungsgebiete reichen von allergischen Ausschlägen über Blasenentzündung und Erkältungskrankheiten bis hin zu Gicht, Magen- und Darmbeschwerden, Rheuma, Wundheilung und vielen weiteren Erkrankungen. Die Wirkungsweise der einzelnen Inhaltsstoffe von Kombucha haben wir in der nachfolgenden Tabelle dargestellt:

Inhaltsstoff	**Bedeutung für den Körper**
Enzyme	Wichtig für das Stoffwechselgeschehen und die Verdauung (z. B. Invertase, Amylase, eiweißspaltendes Enzym)
Glukuronsäure	Hat eine entgiftende Wirkung: Glukuronsäure verbindet sich mit Schlacken sowie Körpergiften und hilft, diese über das Lymphsystem abzubauen.
Milchsäure	In Kombucha ist besonders reichlich rechtsdrehende (L(+-)Milchsäure) enthal-

	ten. Diese bekämpft die linksdrehende, die Muskulatur übersäuernde Milchsäure (Muskelkater!).
Vitamin B	Alle B-Vitamine sind wichtig für das Nervensystem, und in den Hefen des Kombucha sind viel davon enthalten.
Vitamin C	Lebenswichtiges Vitamin, das bekanntermaßen die Abwehr bei Infekten stärkt.
Vitale Hefen	Hefezellen kräftigen und stützen das Immunsystem, enthalten Lecithin und Vitamine.
Glukonsäure Essigsäuren Weinsäure Oxalsäure Zitronensäure	Entstehen im Brauprozeß und lösen die Hefe aus dem Pilzgeflecht. Sie machen Kombucha resistent gegen Auflösung im Magen und bleiben im Darm aktiv.
Koffein, Alkohol	Sind geringfügig in Kombucha enthalten, aufmunternde Wirkung.

Kombucha-Getränke selber herstellen

Natürlich müssen Sie das Kombucha-Getränk nicht selber mischen, sondern können es auch in der Apotheke oder im Reformhaus kaufen. Achten Sie aber unbedingt auf das Herstellungsdatum, denn je frischer der wie Apfelwein schmeckende, moussierende Tee ist, desto geringer ist der Säuregehalt. Und gerade bei ersten Therapieanwendungen ist schließlich auch der Geschmack entscheidend.

Kombucha-Produkte sind leider nicht billig: Das Gärgetränk kostet etwa 15 DM pro Liter, und damit kommen Sie nur ungefähr eineinhalb Tage aus. Der Preßextrakt kostet sogar um die 60 Mark.

Wenn Sie sich das Getränk selbst ansetzen, kommen Sie erheblich günstiger davon, doch Sie müssen dabei sehr vorsichtig vorgehen, denn in das Gärgetränk können leicht Krankheitserreger geraten.

Um sich ein gesundes Gärgetränk zu brauen, benötigen Sie ein abgeschlossenes Gefäß, die richtige Raumtemperatur (ca. 23° C) und eine große Portion Sorgfalt. Suchen Sie sich zur Lagerung des Ansatzes vor allem eine rauchfreie Zone, denn der größte Feind des Kombucha-Pilzes ist Zigarettenrauch (Schimmelbildung). Der Pilz wird dadurch in kürzester Zeit zerstört. Sonne ist für den Gärungsprozeß des Pilzes nicht erforderlich.

Als Startset für die Kombucha-Produktion zu Hause benötigen Sie Schwarzen Tee oder Kräutertee, ein Mulltuch, ein etwa 1,5 bis 2,5 Liter fassendes, hohes Glas (je nach der gewünschten Menge) sowie ein starkes Gummiband. Für den ersten eigenen Ansatz müssen Sie auch eine Flasche fertiges Kombucha-Gärgetränk kaufen, denn ein Viertel muß immer aus dem fertigen Getränk bestehen. Zucker gehört ebenfalls zu den wichtigen Zutaten. Sie können je nach Geschmack weißen oder braunen Zucker verwenden. Und natürlich müssen Sie sich den Pilz in der Apotheke besorgen.

Wo erhalten Sie einen gesunden und sauberen Pilz?
Am sichersten ist es, wenn Sie Kombucha in Ihrer Apotheke kaufen. Meistens ist er nicht vorrätig und wird dann für Sie bestellt. Oft findet man auch in Anzeigenblättern lockende Angebote für Kombucha, doch hier ist äußerste Vorsicht angesagt: Sie haben keine Möglichkeit zu kontrollieren, wie der Vorbesitzer mit dem Teepilz umgegangen ist, und ob die heilende Symbiose noch intakt ist. Zudem werden auf dem Schwarzmarkt geradezu unglaubliche Preise von bis zu 150 Mark für ein winzig kleines Stück verlangt, während in der Apotheke 100g Kombucha für knapp 50 DM und 300g für knapp 100 DM zu bekommen sind. Und darüber hinaus haben Sie dann die Gewißheit, daß der Pilz

»sauber« ist und auf die richtige Weise gezogen wurde. Im Grunde genommen sollten Sie nicht einmal einen geschenkten Pilz annehmen, denn auch dort besteht die Gefahr, daß der Pilz verunreinigt ist. So lieben beispielsweise die sogenannten Essig- oder Fruchtfliegen den Kombucha-Pilz und nutzen ihn gerne als Brutstätte. Aus den auf die Pilzoberfläche abgelegten Eiern schlüpfen binnen weniger Tage weiße Maden, und Sie könnten Ihren Kombucha-Ansatz gleich wieder wegwerfen.

Grundrezept für ein Kombucha-Getränk
Das Rezept nach dem Kombucha-Vater Rudolf Sklenar sieht folgende Mixtur vor:

- 100 – 125 Gramm Zucker in einem Liter heißem schwarzen Tee (aus einem Teelöffel Teeblätter gewonnen) auflösen, etwas abkühlen lassen
- Den Pilz in die lauwarme Flüssigkeit einlegen
- Einen Viertel Liter Gärgetränk hinzufügen
- Das Glas mit dem Mulltuch und dem Gummiband verschließen und acht bis zehn Tage stehen lassen
- Die Flüssigkeit abfiltern und in Flaschen füllen
- Im Kühlschrank ist der Ansatz gut ein bis zwei Wochen haltbar.
- Für einen zweiten Ansatz heben Sie den Pilz mit einem Holzlöffel aus dem Glas, füllen ihn in ein Sieb und spülen ihn gründlich durch (möglichst nicht mit den Händen berühren, da diese nie ganz keimfrei sind). Das Glas wird gründlichst gereinigt. Dann wird die ganze Prozedur wiederholt.

Wie wird Kombucha angewendet?
Von dem nach dem oben beschriebenen Grundrezept hergestellten Kombucha-Tee trinken Sie täglich ein bis zwei Weingläser, aber auch der Genuß von bis zu zwei Litern täglich schadet nicht. Aber wie bei allen Heilmittel- und sogar

Vitaminkuren sollte man regelmäßige Pausen machen. Denn der Körper muß die Informationen, die ihm Kombucha eingegeben hat, entsprechend auswerten.

Bitte beachten Sie bei der Anwendung die folgenden Grundregeln:

- Kombucha-Tee:
  Für eine *länger dauernde Therapie* sollte man über maximal drei bis sechs Monate dreimal täglich einen Achtelliter Kombucha-Tee zu sich nehmen. Danach muß unbedingt ein Monat pausiert werden, bevor die Kur eventuell wiederholt wird. Wer diese Therapie nach einer Antibiotika-Behandlung bei Blasenentzündungen einsetzt, stärkt das Immunsystem und beugt somit gegen eine Wiederansteckung vor.

  Wenn Sie kurzfristig Ihr *Allgemeinbefinden* verbessern wollen oder versuchen wollen, kleinere Störungen (z. B. eine beginnende Blasenentzündung) zu therapieren, ist die Einnahme von dreimal täglich einem Achtelliter über drei Wochen zu empfehlen. Ab der vierten Woche sollten Sie dann mindestens eine Woche lang mit der Kombucha-Einnahme aussetzen.

  Trinken Sie Kombucha übrigens grundsätzlich *nach den Mahlzeiten* (es sei denn, Sie wollen eine Verstopfung behandeln).

- Mit dem Drink »*Kombucha-Sport*« wurde ein Getränk entwickelt, das bei sportlicher Belastung zur Vorbeugung von Muskelkater empfohlen wird. Gleichzeitig wird durch Kombucha der durch die sportliche Belastung auftretende Mineralstoff- und Vitaminverlust im Körper sofort ausgeglichen.

- Kombucha ist auch in *Tropfenform* erhältlich. Dabei wird aus dem Pilz selbst ein Extrakt gewonnen, der als D 1 oder Urtinktur (homöopathisch) beziehungsweise als Tropfen verwendet wird. Davon sollten dreimal täglich ein Teelöffel auf je ein halbes Glas Wasser eingenommen werden. Die Tropfen sind ein adäquater Ersatz für das Getränk und können ebenfalls bei Harnwegsinfektionen benutzt werden.

Die Kraft der Grapefruitkerne

Genaue Analysen des Grapefruitkerns ergaben interessante Erkenntnisse: Sein Extrakt ist – ebenso wie die Frucht selbst – stark Vitamin C-haltig und hat den Vorteil, daß er als leicht entbittertes Pulver sogar von Zitrusfrucht-Allergikern vertragen wird. Überraschend ist die enorme Heilwirkung: Der Grapefruitkern wirkt wachstumshemmend gegenüber 800 Bakterien- und Virenstämmen sowie gegenüber etwa 100 Pilzstämmen und zahlreichen einzelligen Parasiten.

Grapefruitkern-Extrakt wird aus dem Preßrückstand bei der Saftherstellung gewonnen, das heißt, neben den gemahlenen Kernen enthält die feuchte Mehlmasse die Fruchtschalen und die weißen Anteile der Außenhaut, die vorher maschinell abgeschält wurde. Dieser Prozeß ist notwendig, weil kein Öl aus den Poren der Außenhaut in den Saft geraten soll. (Das Öl findet in der Aromatherapie Verwendung.)

Die Hauptinhaltsstoffe des Grapefruitkerns sind

- Ascorbinsäure
- Bioflavonoide (Erläuterungen siehe »Johanniskraut«)
- Glycoside (siehe unten)
  - Narigin (Naringenin Rutinosid)
  - Isosakuranetin (Didymin)

  - Neohesperidin
  - Hesperidin
  - Dihydrokaempferol-Glykosid
  - Poncirin
  - Quercetin-Glykosid
  - Kaempferol-Glykosid
  - Apigenin Rutinosid
  - Rhoifolin
  - Nobiletin
- Proteine

Glycoside wurden in der Medizin um 1830 entdeckt, einige davon sind noch heute als besonders wirksame Medikamente bekannt. Zu der chemischen Gruppe der aus Pflanzen extrahierten Glycoside gehören beispielsweise Salicin (aus dem später Aspirin gewonnen wurde) und Digitalin (aus dem Herzmedikamente schon Ende vergangenen Jahrhunderts hergestellt wurden). Die wissenschaftliche Forschung geht davon aus, daß bis heute noch nicht alle Stoffe dieser Art erkundet wurden.

Wie wirkt Grapefruitkern-Extrakt?

- Die Hauptinhaltsstoffe sind – wie erwähnt – *Ascorbinsäure* (Vitamin C) und *Flavonoide*. In wissenschaftlichen Untersuchungen hat sich die wesentlich höhere Wirkung von Vitamin C im Zusammenhang mit Flavonoiden erwiesen. Vitamin C arbeitet im Körper als Fänger der »Freien Radikalen« (das sind atomar vorkommende Elemente, die in molekularer Form für den Körper unschädlich oder sogar lebensnotwendig sind) und ist wichtiger Baustein im Entgiftungssystem. Die Flavonoide der Grapefruit sind besonders im Darm aktiv. Und der wiederum ist ein wichtiges Arbeitsfeld unserer körpereigenen Abwehr. Die wichtigsten Teile des Immunsystems zur Erkennung von unbekannten Stoffen und ihrer Entsorgung sind dort lokalisiert.

- Krankheiten werden von sogenannten Antigenen ausgelöst. Diese werden vom Immunsystem im Normalfall erkannt und mit Antikörpern bekämpft. Grapefruitkern-Extrakt enthält eine große Menge Antikörper und hilft so dem Immunsystem, auf Antigene optimal zu reagieren.
- Ob innerlich oder äußerlich: Grapefruitkern-Extrakt »löscht« die meisten Entzündungsherde und verhindert durch seine antibiotische Wirkung ein Ausbreiten der Infektion. Handelt es sich um Entzündungen auf der Haut, wird die Stelle am besten mit dem Grapefruitkern-Öl behandelt. Bei kleineren Wunden kann der Extrakt auch direkt (Verdünnung 1 Teil Grapefruitkern-Extrakt zu 10 Teilen Wasser) aufgetragen werden.
- Darüber hinaus wirkt Grapefruitkern-Extrakt als »Killer« von Mikroorganismen wie Bakterien, Pilze und Viren, die die meisten Menschen in sich tragen.

Wo bekommt man Grapefruitkern-Extrakt?

Graefruitkern-Extrakt kann nicht selber hergestellt werden und wird von verschiedenen Herstellern angeboten:

- Die eigentliche Erforschung und Entwicklung der Herstellung von Grapefruitkern-Extrakt lag in den Händen der amerikanischen Firma NutriBiotic Inc./BioChem Research Inc.. Dort kam man auf folgende sinnvolle Formel: Man nahm 33 Prozent des puren Extrakts und vermischte ihn mit 67 Prozent Glyzerin. Denn durch diese fetthaltige Lösung wurden die Flavonide in NutriBiotic® besonders gut transportiert und dem menschlichen Körper in der bekömmlichsten Weise zugeführt. Von Mischungen, die mit Wasser angereichert sind, wird teilweise abgeraten, weil der ionisierte Sauerstoff im Wasser die Flavonoide oxidieren lassen kann. Allerdings sollte man Nutribiotic®, das einen PH-Wert von 3 bis 4 hat und sehr bitter ist, kurz vor der Anwendung grundsätzlich mit Fruchtsaft (innerlich) oder Wasser (äußerlich) verdünnen.

- Ein reines Konzentrat ist der Wirkstoff Citridal®, der zu 100 Prozent aus Grapefruitkern-Extrakt besteht. Diese Lösung muß natürlich auch verdünnt werden, läßt sich aber sparsam anwenden und bietet eine gute Alternative bei Anwendungen, die größere Mengen erfordern, wie z. B. im Haushalt oder in der Tiermedizin, hier insbesondere bei der Therapie von großen Tieren wie Pferden.
- Der Entdecker des Grapefruitkern-Extrakts Franz Harich gründete die Firma Chemie Research Inc., durch die seine Nachkommen bis heute den vom ihm entwickelten Extrakt DF 100 und DF 50 vertreiben. Auch dieses Produkt enthält nach neuesten Erkenntnissen hohe Mengen von Benzethoniumchlorid und ist somit keine Alternative zu den bekannten Produkten.

Das Problem der Verunreinigung

Ein deutscher Anbieter, der bis vor wenigen Monaten Grapefruitkern-Extrakt vertrieben hat, nahm ihn aus dem Programm, nachdem in seinen Lieferungen aus Amerika die Konservierungsmittel Triclosan und Benzethoniumchlorid entdeckt wurden. Da diese Mittel, die normalerweise als Hautdesinfektionsmittel verkauft werden, beim Anbau von Grapefruits gar nicht verwendet werden und somit unerklärlich ist, wie die Stoffe in den Extrakt geraten sind, hat die deutsche Vertriebsfirma dem US-Hersteller gekündigt und den Vertrieb bis zur Klärung der Ursache dieser Verunreinigung eingestellt.

Sowohl NutriBiotic® als auch Citridal® (s.o.) enthalten aber nach den deutschen Analysen ebenfalls Triclosan und/oder Benzethoniumchlorid, wodurch viele Vertreiber zur Zeit sehr verunsichert sind.

Aus diesem Grund stellt jetzt die deutsche Firma Sanitas GmbH den Grapefruitkern-Extrakt in Deutschland selbst her. Vertrieben wird der Extrakt auch über die Firmen Pharma Brutscher und GSE Vertrieb. Zu bekommen ist der saubere Grapefruitkern-Extrakt in jeder Apotheke.

Wie wird Grapefruitkern-Extrakt angewendet?

- Drei bis 15 Tropfen zwei- bis dreimal täglich in einem Glas Wasser oder Fruchtsaft.
- Kapseln, Tabletten und Pulver werden entsprechend dosiert (meistens finden sich auf dem Beipackzettel nähere Angaben).
- Pulver ist etwas weniger wirksam als der Extrakt, dafür aber leicht entbittert, was die Einnahme besonders für Kinder (über vier Jahre) angenehmer macht.
- Alle Lösungen des Grapefruitkern-Extrakts sind mindestens zwei Jahre zu verwenden. In Deutschland ist die Haltbarkeit anhand des eingedruckten Datums zu erkennen. Nach Öffnen der Fläschchen sollte die Lösung aber möglichst schnell verbraucht werden, denn nach einem halben Jahr ist sie wirkungslos und sollte weggeworfen werden.

Bitte beachten Sie bei der Anwendung die folgenden Grundregeln:

- Führen Sie die Therapie mit Grapefruitkern grundsätzlich bis zur Verbesserung der Symptome weiter.
- Beginnen Sie mit einer eher geringen Dosierung, und zwar aus folgendem Grund: Die im Körper getöteten Bakterien und Pilze hinterlassen Toxine, die dem Patienten gelegentlich Kopfschmerzen und leichte Übelkeit bereiten können. Sicherheitshalber wird die Dosis deshalb langsam erhöht, um einen Abbau der Krankheitskeime ohne Nebenwirkungen zu erreichen.

Der Niembaum steht für Gesundheit

Bereits seit mehreren tausend Jahren benutzen Heilkundige in Indien alle Bestandteile des Niembaums zur Behandlung von Mensch, Tier und Pflanze. Im 19. Jahrhundert wurde der Niembaum dann auch in Südamerika und in Afrika – hauptsächlich zur Wiederaufforstung – angepflanzt. Und auch dort verwenden die Menschen Blätter, Samen, Früchte, Rinde und Wurzeln des Baumes für ihre Heilzwecke.

Dabei hat Niem nicht nur heilende Eigenschaften, es stabilisiert zudem das Immunsystem und kann daher ebenso zur Vorbeugung von Krankheiten dienen.

Die Wirkung von Niem beruht auf den folgenden Eigenschaften:

- antibakteriell (tötet Bakterien ab)
- antiviral (tötet Viren ab)
- fungizid (tötet Pilze ab)
- insektizid (vertreibt und tötet Insekten)
- spermizid (tötet Spermien ab und wirkt somit empfängnisverhütend)

Niem ist besonders zur äußeren Anwendung geeignet, und so läßt es sich – je nach dem jeweiligen Erscheinungsbild der Krankheit – zur Einreibung, Inhalation oder Waschung verwenden. Auch Körperpflegeprodukten wie Shampoo, Duschgel, Badezusätze, Cremes, Körperlotion, Gesichtswasser, Salbe, Seife und Zahnpflege läßt sich Niembaumöl beimischen.

Zur innerlichen Anwendung stellt man einen Tee nach folgendem Grundrezept her:

- Aus Niemblättern oder pulverisierten Niemblättern wird ein kräftiger Tee gekocht.
- bis zu 15 Minuten abgedeckt ziehen lassen und unter Umständen mit Honig süßen (möglichst keinen Zucker verwenden!).

Niem lindert auch die Blasenentzündung

Wie Sie aus dem ersten Teil unseres Ratgebers wissen, helfen im akuten Fall einer Blasenentzündung tatsächlich nur noch Antibiotika. Bei den ersten Anzeichen von vermehrtem Harndrang als Hinweis auf eine beginnende Blasenentzündung kann aber durchaus der Genuß von Niemtee hilfreich sein: Trinken Sie mehrmals täglich eine Tasse in kleinen Schlucken. Vorsicht ist allerdings bei krankhaft niedrigem Blutdruck geboten. Konsultieren Sie vorher Ihren Arzt.

Auch ein Bad mit Niemsud als Zusatz kann bei Blasenerkrankungen desinfizierend wirken.

Entgiften Sie sich mit Sonnenblumenöl

Es gibt eine Methode den Körper zu entgiften und damit zahlreichen Krankheiten entgegenzuwirken, die so verblüffend einfach ist, daß kaum ein medizinischer Laie, geschweige denn Ärzte, daran glauben mögen. Doch viele Mediziner und Patienten bestätigen die erstaunlichen Erfolge dieser Therapie: Die Behandlung besteht ganz einfach darin, daß man jeden Tag den Mund mit einem Eßlöffel voll Pflanzenöl spült und es nach einer Weile wieder ausspuckt.

Bei einer Tagung von Krebsexperten und Bakteriologen berichtete ein Mediziner über die wundersame Heilung verschiedenster Krankheiten durch diese Methode, die die

Selbstheilungskräfte des Körpers anregt. Inzwischen wird sie in Deutschland sogar von der Veronica-Carstens-Stiftung zur Förderung von Naturheilverfahren propagiert.

Wie wirkt die Ölspülung?

Durch die entgiftende Wirkung der Ölspülung wird das Immunsystem entlastet, das Gleichgewicht der Mikroflora aufrecht erhalten und die Zellen vor Schaden bewahrt. Manche Ärzte führen z. B. auch das Geheimnis des hohen Alters vieler Russen auf die Anwendung dieser dort bekannten nebenwirkungsfreien Naturmedizin zurück.

Einige Untersuchungsergebnisse weisen sogar darauf hin, daß durch eine solche Ölkur chirurgische Eingriffe vermieden und nebenwirkungsreiche chemische Medikamente abgesetzt oder zumindest in der Dosierung wesentlich eingeschränkt werden können.

Wie universell die Ölkur einzusetzen ist, zeigt allein schon die Liste der Beschwerden und Krankheiten, für die sie als Vorbeugung empfohlen wird:

- Kopfschmerzen
- Bronchitis
- Zahnweh
- Thrombosen
- Arthrose
- Ekzeme
- Magengeschwüre
- Darmerkrankungen
- Herzbeschwerden
- Blasen- und Nierenleiden
- Enzephalitis (Hirnhautentzündung)
- chronische Blutkrankheiten
- Frauenleiden

Eine wahrlich erstaunliche Bandbreite für ein solch schlichtes Mittel, das überdies billig und frei von Nebenwirkungen ist. In Deutschland liegen darüber noch keine wissenschaftlichen Untersuchungen vor. Doch zahlreiche Patienten berichteten in Briefen an die Veronica-Carstens-Stiftung begeistert über Besserung ihrer Beschwerden nach einer Ölkur.

Wie wird das Sonnenblumenöl angewendet?

- Am besten morgens vor dem Frühstück einen Teelöffel bis einen Eßlöffel voll (nicht mehr!) Pflanzenöl – möglichst Sonnenblumenöl – in den Mund nehmen. Das Öl im Mund leicht hin und her bewegen, dabei auch daran saugen und das Öl durch die Zähne drücken. Die Spülung sollte etwa 15 bis 20 Minuten dauern. *Wichtig: Das Öl keinesfalls schlucken!*
- Wenn das anfangs dicke Öl immer dünnflüssiger wird, haben sie ausreichend gespült und sollten es dann ausspucken. Bei richtiger Spülung ist das Öl hinterher fast so weiß wie Milch. Ist es noch gelblich, wurde nicht genügend lange gespült.
- Nach dem Ausspucken Zähne gründlich putzen, den Mund mehrmals mit Wasser ausspülen, da das Öl nach der Spülung zahlreiche Bakterien und Krankheitserreger sowie Giftstoffe enthält, die über die Mundschleimhaut dem Körper entzogen wurden. Es wird darum auch empfohlen, das Waschbecken gründlich zu reinigen.
- Diese Entgiftung kann dreimal am Tag möglichst vor dem Essen mit leerem Magen vorgenommen werden.
- Nach dem Essen können sie die Wirkung durch Genuß von Kombucha wunderbar ergänzen.

Bitte beachten Sie:
Zu Anfang der Behandlung kann sich eine scheinbare Verschlechterung des Krankheitszustandes einstellen (Erstverschlimmerung). Ebenso kann erhöhte Temperatur auftreten! Doch das ist nach Expertenmeinung kein Grund, die Kur abzu-

brechen. Vielmehr zeigt es, daß die Therapie zu wirken beginnt und der Körper sich erholt, weil z. B. entzündliche Krankheitsherde oder andere Erkrankungen beseitigt werden.

Wie lange soll die Öltherapie durchgeführt werden?

Ärzte empfehlen eine Kur über mehrere Wochen. Sie können die Ölspülungen aber auch zur Vorbeugung von Erkrankungen regelmäßig wie das allmorgendliche Zähneputzen anwenden. Oder Sie führen in Abständen eine Kur durch – je nachdem wie Sie sich fühlen.

Die Öltherapie gilt als erfolgreich und abgeschlossen, wenn

- ursprüngliche Frische und Körperkraft,
- ruhiger Schlaf,
- gesunder Hunger,
- ungestörtes Erinnerungsvermögen

zurückgekehrt sind und morgens nach dem Aufwachen

- keine Tränensäcke und
- kein Müdigkeitsgefühl

mehr vorhanden sind.

Das Universalmittel Teebaumöl

Australisches Teebaumöl (Melaleuca alternifolia) ist ebenfalls ein sehr wirksames Naturheilmittel. Gewonnen wird es aus den Blättern des Teebaums, der nur in Neusüdwales (Australien) wächst. Die Wirkungen dieses Eukalyptusgewächses sind zahlreich. Es wirkt

- analgetisch (schmerzlindernd)
- juckreizlindernd
- entzündungshemmend
- regulativ
- desinfizierend
- adstringend (eiweißfällend)
- fungizid (pilztötend)
- bakterizid (bakterientötend)
- viruzid (virentötend)

Der positive Einfluß des Teebaumöls auf das Immunsystem

Teebaumöl hat auf das Immunsystem des Körpers insgesamt einen motivierenden und stärkenden Einfluß und kann bei geschwächten Abwehrkräften unschätzbare Dienste leisten. Wenn Sie spüren, daß Ihre »Körperpolizei« nicht allein mit angreifenden Viren, Bakterien oder Pilzen fertig wird – wenn also beispielsweise eine Erkältung im Anzug ist – können Sie z. B. die Luft in Ihrem Schlafzimmer prophylaktisch mit Teebaumöl in einer Aromalampe desinfizieren. Sie stellen damit Ihrer Körperpolizei quasi Hilfssheriffs zur Seite.

In den USA soll jetzt sogar der Einsatz des Teebaumöls in der Behandlung von Aids-Kranken wissenschaftlich untersucht werden. Zumindest könnte es bei der Behandlung des Kaposi-Syndroms (Geschwürbildung, z. B. im Gesicht), eventuell aber auch durch seine virentötende Wirkung bei der Stärkung des Immunsystems an sich weiterhelfen.

Wie wirkt Teebaumöl?

Seit den zwanziger Jahren dieses Jahrhunderts haben sich unzählige wissenschaftliche Studien mit der Wirkung von Teebaumöl beschäftigt. Und immer wieder haben Untersuchungen großartige Ergebnisse erzielt, wie die folgenden Beispiele zeigen:

- Chronische Harnwegsinfektion

Die keimtötende Wirkung des Öls der Melaleuca alternifolia bei chronischer Harnwegsinfektion untersuchte Dr. Paul Belaiche in einem Doppelblindversuch an 26 Patientinnen. Die Frauen wurden in zwei Gruppen geteilt. Die Gruppe A bekam täglich dreimal 8 mg Teebaumöl in einer magensäureresistenten Kapsel eine halbe Stunde vor den Mahlzeiten. Gruppe B bekam gleichzeitig Placebos (Tabletten ohne jeglichen Wirkstoff), die in einer nach Teebaumöl riechenden Verpackung gelagert wurden. Nach sechs Monaten lagen bei sieben Patientinnen der Gruppe A keine klinischen Symptome mehr vor. In der Gruppe B gaben zwei Patientinnen an, daß sich die Häufigkeit ihrer Entzündungsattacken gebessert habe.

- Chronische Vaginitis

Dr. Belaiche setzte Melaleuca alternifolia auch zur Behandlung von Scheidenentzündungen ein. 28 Patientinnen mit chronischer Vaginitis (Candida albicans) wurden mit Scheidenzäpfchen (ca. 0,4 Tropfen Teebaumöl) behandelt. Dauer der Behandlung: 90 Tage. Dosierung: jeden Abend vor dem Schlafen ein Zäpfchen. Ergebnis: Eine Patientin schied nach sieben Tagen wegen Scheidenbrennens aus, alle anderen vertrugen das Teebaumöl sehr gut. Nach 30 Tagen Behandlung waren 23 Frauen vollständig geheilt. Vier Patientinnen mußten die Behandlung fortsetzen, in insgesamt 21 Fällen war der Pilz (Candida albicans), der die Entzündungen verursachte vollständig ausgerottet. Das bedeutet einen 75%igen Behandlungserfolg durch Teebaumöl.

- Fußkrankheiten

Norton Walker, D. P. N. behandelte eine Vielzahl von Fußkrankheiten mit Melaleuca alternifolia. So wurden 60 Patienten mit verschiedenen, schweren Fußerkrankungen mit Teebaumöl in verschiedenen Therapieformen behandelt und über einen Zeitraum von sechs Jahren immer wieder untersucht. Das Ergebnis: Bei 58 von 60 Fällen verringerte oder beseitigte Teebaumöl die Symptome – eine Erfolgsquote von 96,6%. In 38 dieser Fälle waren die Ergebnisse hervorragend, in 20 Fällen gut.

Dies sind nur drei von vielen Untersuchungen, die inzwischen in Australien, aber auch in Amerika durchgeführt wurden. Für viele Mediziner und Aromatherapeuten steht die Wirksamkeit von Teebaumöl als Antiseptikum und Heilöl aber längst außer Frage und sie verordnen es immer wieder ihren Patienten. Auch allergische Reaktionen auf Teebaumöl gibt es übrigens nur selten.

Wie wird Teebaumöl angewendet?

- »Das wird jetzt etwas brennen« – diesen beunruhigenden Satz muß bei der Wundbehandlung mit Teebaumöl kein Arzt, keine Mutter oder Krankenschwester aussprechen. Es brennt ganz einfach nicht. Trotzdem wirken schon ein bis zwei Tropfen auf einer eitrigen Wunde wie ein Staubsauger, der den Eiter frißt, die darunterliegende Haut aber nicht angreift. Das Öl dringt sogar durch Fuß- und Fingernägel und bekämpft darunter befindliche Entzündungsherde nachhaltig.
  Das liegt an der einzigartigen Mischung von 1,8-Cineol und Terpinen-4-ol, den beiden Hauptwirkstoffen dieses Heilöls. Durch diese und insgesamt über 40 andere, zum Teil nicht identifizierte Elemente des Öls wird eine Wirkung ohne Nebenwirkungen erzielt, wie sie bei synthetischen Medikamenten selten ist.

- Bei Harnwegsinfektionen können Sie sich entweder die oben beschriebenen Kapseln in der Apotheke herstellen lassen oder ein paar Tropfen Teebaumöl ins warme Sitzbad oder auf den Slip geben (dann aber nur zwei bis drei Tropfen).

Stärken Sie Ihr Immunsystem mit Honig

Essen Sie zum Frühstück gern ein Honigbrötchen? Und gehören Sie auch zu denjenigen, die ihren Tee lieber mit Honig anstatt mit Zucker süßen? Dann tun Sie sich und Ihrem Immunsystem einen großen Gefallen. Vorausgesetzt, die Qualität Ihres Honigs stimmt, das heißt, es ist kaltgeschleuderter Honig. (Viele Wirkstoffe des Honigs werden nämlich durch Erhitzen bei der Herstellung getötet.)

Ernährungswissenschaftler haben dieses natürlichste aller Heilmittel unter die Lupe genommen und das Geheimnis seiner Wirkung entschlüsselt: Honig enthält eine ganze Reihe wertvoller Vitamine – insbesondere Vitamine der Gruppe B und einen hohen Anteil von Traubenzucker. Diese Zuckerform kann der Organismus ohne Schwierigkeiten und in kürzester Zeit in den wichtigsten Energielieferanten –in Glukosemoleküle – umwandeln. Hinzu kommen Mineralstoffe und Spurenelemente, wie insbesondere Kalzium, Magnesium, Natrium und Eisen, Kupfer, Phosphor und Mangan.

Die wunderbare Kraft von Gelee Royal

Gelee Royal heißt der sogenannte Weiselsaft mit dem die Bienenkönigin ihr Leben lang gefüttert wird. Es ist ein Produkt der Kopfdrüsen junger Bienen. Bekanntlich leben Bienen durchschnittlich ein Jahr lang, und nur einige wenige Bienen, die unbedingt zur Aufzucht des Volkes im kommenden Jahr benötigt werden, überwintern. Die Bienenkönigin lebt jedoch mindestens fünf Jahre – und legt ihr Leben lang pausenlos Eier, aus denen ganze Bienenvölker entstehen. Durchschnittlich stammen rund 800 000 Bienen von einer einzigen Bienenkönigin ab!

Dieser enorme Unterschied zwischen dem normalen Bienenvolk und der Bienenkönigin ist einzig und allein auf die Fütterung der Königin mit dem Weiselsaft zurückzuführen. Arbeiterbienen dagegen erhalten das Gelee Royal höchstens während ihrer ersten drei Lebenstage. Anschließend werden sie ausschließlich mit Honig oder Pollen gefüttert und großgezogen.
Wissenschaftler haben Gelee Royal analysiert und herausgefunden, daß der Weiselsaft ein wahres Konzentrat an Vitaminen der Gruppe B ist. Auch Mineralstoffe und wertvolle Spurenelemente sind enthalten und obendrein eine ganze Reihe hochkomplizierter, hormonähnlicher organischer Verbindungen, die mit großer Wahrscheinlichkeit für die wundersame Kraft des Weiselsaftes verantwortlich sind.

Wie wird Gelee Royal angewendet?

Am wirksamsten steigern Sie Ihr Immunsystem, wenn Sie drei Wochen lang täglich eine Ampulle Gelee Royal aus der Apotheke trinken. Doch es gibt auch andere Zubereitungen – häufig auch in Kombination mit einem weiteren immunstimulierenden Wirkstoff aus dem Bienenreich – dem Propolis. Beraten Sie sich einmal mit Ihrem Apotheker !

Propolis – Heilmittel aus dem Reich der Bienen

Auch der Baukitt der Bienen, den sie aus winzigen Mengen frischen Harzes und aus eigenen Säften herstellen, um damit die Fugen zwischen den einzelnen Waben im Bienenstock auszukleiden, abzudichten und zu desinfizieren, ist inzwischen als Naturheilmittel entdeckt worden. Wissenschaftler haben festgestellt, daß Propolis antibiotische Wirkungen hat und einen guten Schutz vor Bakterien, Viren und Pilzen bietet.

In Propolis sind große Mengen an Vitaminen, Mineralien, Flavonoiden und organischen Verbindungen vorhanden. Dadurch haben die Bienen in Propolis eine gut klebende Kittmasse und gleichzeitig ein Material, das ihre Waben wirksam vor Pilzbefall oder anderen Krankheiten schützt.

Wie wird Propolis angewendet?

Propolis-Zubereitungen sind in Apotheken und in einigen gut sortierten Drogerien erhältlich – etwa als Kapseln zum Einnehmen oder Tropfen, die in etwas Flüssigkeit verdünnt getrunken werden können. Wenn Sie Propolis zum Gurgeln nehmen, können Sie die Schleimhaut Ihrer Mundhöhle mit dieser Schutzsubstanz imprägnieren und die Widerstandsfähigkeit Ihrer ersten Abwehrbarrieren deutlich steigern.

Übersicht über weitere Naturheilmittel zur Stärkung des Immunsystems

- Sonnenhut (Echinacea angustifolia)

  Der bedeutendste Wirkstoff des Sonnenhuts – Echinacin – hat sich als hervorragendes Immunstimulans (Substanz zur Steigerung der körpereigenen Abwehrkraft) erwiesen. Der Wirkstoff ist in der ganzen, übrigens wunderschönen Pflanze enthalten – sowohl in den Wurzeln als auch im Kraut. Die Indianer Nordamerikas verwenden die bei ihnen heimische, prächtig blühende Pflanze seit jeher in großen Mengen zur Behandlung verschiedener Krankheiten. Erst sehr viel später wurde der Sonnenhut nach Deutschland importiert. Hierzulande ist er vor allem als Gartenzierpflanze bekannt, seine rosaroten Blüten sind den ganzen Sommer lang eine auffällige Augenweide.

  Am häufigsten werden echinacinhaltige Präparate bei grippalen Infekten und bei verschiedenen Erkältungskrankheiten angewendet. Sie sind so gut verträglich, daß auch Kleinkinder, ja sogar Säuglinge damit behandelt werden können. Selbstverständlich müssen dabei immer die Hinweise auf dem Beipackzettel – insbesondere die richtige Dosierung und die Art der Anwendung – berücksichtigt werden. Bei ganz kleinen Kindern ist es sicherlich ratsam, vor der ersten Anwendung den Arzt zu fragen.

- Hagebutte (Heckenrose; Rosa canina)
  Ihre zarten, blaßrosa Blüten zieren im Frühsommer die Waldränder, Hecken und Feldraine. Und im Winter, wenn sich die Landschaft eher farblos präsentiert, leuchten die purpurnen Hagebutten als fröhliche Farbtupfer vor dem Hintergrund der kahlen Zweige und des strahlend weißen Schnees.
  Die Hagebutte enthält eine Reihe von Wirkstoffen, die für die Steigerung der Abwehrkräfte außerordentlich wichtig sind. Dazu gehören vor allem die Vitamine (in erster Linie Vitamin C, aber auch A, B1 und B2) sowie verschiedene Mineralstoffe. Der angenehme Geschmack stellt einen weiteren Pluspunkt der Hagebutte dar.
- Linde (Tilia cordata)
  Die Linde würde ihren Ehrenplatz vor Bauernhöfen, in der Dorfmitte oder als wohltuende Zierde am Straßenrand mit Sicherheit auch ohne gesundheitliche Verdienste haben. Doch ihre Blüten bieten außer dem Duft noch mehr: Aus ihnen zubereiteter Tee ist ein Genuß ganz besonderer Art – und obendrein ein hervorragendes Heilmittel.
  Die wirksamen Substanzen der Linde sind verschiedene ätherische Öle, Flavonoide, Gerbstoffe und Schleimstoffe. Lindenblütentee hat eine ausgeprägt schweißtreibende Wirkung und ist bei Erkältungen und Atemwegserkrankungen, die mit Fieber einhergehen, für viele das Mittel der Wahl.
- Holunder (Sambuccus nigra)
  In jedem Frühjahr erfreut der Holunder viele Menschen mit

seinen gelblich-weißen, intensiv duftenden Blütendolden, und jeden Herbst, wenn die reifenden Beeren abzufallen beginnen, färbt er den Boden mit schwarzviolettem Saft. Die Inhaltsstoffe der Blüten – insbesondere die ätherischen Öle und Flavonoide, aber auch viele Vitamine und Mineralien – sind hochwirksam bei der Steigerung der körpereigenen Abwehr und dienen zur Vorbeugung von Erkältungen und Grippe. Ähnlich wie Lindenblütentee kann auch Holundertee als Schwitztee verwendet werden. Außerdem erleichtert er das Abhusten von Schleim und lindert die Beschwerden bei Schnupfen und Fieber.

- Meerrettich (Armoracia rusticana)
  Viele Liebhaber dieser scharfen Wurzel wissen gar nicht, daß Meerrettich auch als Medikament verwendet werden kann. Doch seine Wurzel enthält viel Vitamin C, ätherische Öle und sogenannte Senföl-Glykoside. Gerade diese Glykoside bewirken eine Stärkung des Immunsystems. Zudem wird der Meerrettichwurzel auch eine antibiotische Wirkung nachgesagt.
  Im Herbst sind die dicken, fleischigen, oft mehrköpfigen Wurzeln reif. Durch eine regelmäßige Einnahme von Meerrettich können Sie Ihr Immunsystem wirksam stärken und vor allem Infektionskrankheiten vorbeugen.

Wirksame Tees aus Heilkräutern

In der folgenden Tabelle sind verschiedene Heilkräuter aufgeführt, die eine heilende Wirkung bei Blasen- und Nierenerkrankungen haben. Beachten Sie jedoch, daß die Kräuter in der Regel nur für eine unterstützende Therapie in Frage kommen. Bei stärkeren Beschwerden muß auf jeden Fall ein Arzt konsultiert werden. Alle Heilkräuter können zur Herstellung von Tees verwendet werden. In der Apotheke er-

halten Sie die jeweiligen Kräuter in unterschiedlicher Verpackung und Dosierung. Manche sind bereits Bestandteil eines Kräutertees, andere werden zu einer speziellen Teemischung zusammengestellt. Darüber hinaus können Sie den Tee im Beutel zubereiten oder als tassenfertigen Instant-Tee kaufen. Der Instant-Tee bedarf keiner besonderen eigenen Zubereitung, das Produkt ist lediglich in heißem Wasser zu lösen. In dieser Form gibt es in der Apotheke eine große Auswahl an Blasen und Nierentees.
Die Aufbewahrung und Lagerung von Heilkräutern zu Hause bedarf einiger Sorgfalt. Licht, Temperatur oder Luftfeuchtigkeit können sie in kurzer Zeit wirkungslos machen. So muß geprüft werden, ob die Gefäße, in denen die Kräuter aufbewahrt werden, wirklich dicht sind.

Tabelle der Heilkräuter, ihre Wirkungen und Nebenwirkungen

Heilkraut	Wirkungsfeld	Nebenwirkungen/ Hinweise
Anis (Pimpinella anisum)	Husten und Bronchitis (schleimlösend, auswurffördernd), krampflösend blähungstreibend bei Magen-Darm-Beschwerden	Die Einnahme ist bei Gastritis und Geschwüren zu vermeiden. Nicht in der Schwangerschaft nehmen.
Arnika (Arnikca montana)	Äußerlich bei Blutergüssen, Prellungen, Verstauchungen, Muskelzerrung, rheumatischen Beschwerden, innerlich als Anregungsmittel für Herz und Kreislauf.	Vergiftungsgefahr bei Einnahme von mehr als drei bis fünf Tropfen der Tinktur auf ein Glas Wasser.
Bärentraube (Arctostaphyl os uva-ursi)	Infektionen der Harnwege, Nierenleiden, Husten, chronische Durchfälle, gegen Stein- und Gallenleiden.	Wenn es Magenprobleme gibt, absetzen! Nicht in der Schwangerschaft anwenden.

Bärlapp (Lycopodium clavatum)	Chronisches Leber- und Gallenleiden, Verdauungsstörungen, Nieren- und Blasenerkrankungen, Rheuma Ekzeme.	Bei längerem Gebrauch ist mit Reizwirkung zu rechnen.
Birke (Betula pendula)	Förderung der Harnbildung, Harngrieß zur Vorbeugung von Harnsteinen, gegen Gicht und Rheuma, bei Haarausfall und Hautausschlag.	Bei eingeschränkter Herz- und Nierentätigkeit können Wasseransammlungen (Ödeme) entstehen.
Brennessel (Urtica dioica)	Niere- und Blasenleiden, Gicht und Rheuma, chronische Hautleiden.	Besser in der Apotheke kaufen als selbst pflücken (Gefahr der Verschmutzung durch Hundeurin.
Bruchkraut (Herniaria glabra)	Bei chronischer Blasenentzündung, krampfhaftem Harndrang.	nicht beobachtet.
Dost (Origanum vulgare)	Krampflösende Wirkung, deshalb Anwendung bei Keuch- und Krampfhusten, Asthma, Harnstauung, Krampfzuständen der Kleinbeckenorgane, Magen- und Darmstörungen.	nicht beobachtet.
Eberwurz (Carlina acaulis)	Nieren- und Magenleiden Brustverschleimung, als nervenstärendes Mittel.	Nicht in großen Mengen anwenden.
Echter Ehrenpreis (Veronica officinalis)	Gegen Husten, bei Magen- und Darmkatarrhen, Blasenleiden, Rheuma Hauterkrankungen.	nicht beobachtet.

Färber-Ginster (Genista tinctorea)	Harnwegsinfektionen, Nierensteine, Gicht und Rheuma.	Insbesonder bei Herzschwäche nur auf ärztliche Verordnung.
Goldrute (Solidago virgaurea)	Zur Erhöhung der Harnmenge bei Entzündungen im Bereich der Niere oder Blase, bei Nieren- und Blasensteinen, Harngrieß und -verhaltung, Hautausschlägen, Venenerkrankungen	Nicht anwenden bei Wasseransammlungen infolge eingeschränkter Herz- oder Nierentätigkeit. Bei chronischen Nierenerkrankungen vor der Anwendung unbedingt einen Arzt befragen.
Hauhechel (dornige) (Ononis spinosa)	Harntreibende Wirkung Wirkung, bei mangelnder Nierentätigkeit, bei Blasenschwäche und Nierengrieß, zur Vorbeugung von Harnsteinen, rheumatischen Erkrankungen, äußerlich bei schlecht heilenden Wunden, Ekzeme.	Bei eingeschränkter Herz- und Nierentätigkeit können Wasseransammlungen (Ödeme) auftreten.
Heidelbeerblätter (Vaccinium myrtillus)	Blähungen, Husten, Durchfall, Blasenschwäche, Hautkrankheiten, Wasseransammlungen im Körper.	Hohe Dosierungen können die Leber belasten.
Holunder (Sambucus nigra)	Erkältungskrankheiten, Mandelentzündungen.	Alle grünen Bestandteile der Pflanze, einschließlich der unreifen Beeren sind leicht giftig. Aber auch die reifen Früchte dürfen nicht roh gegessen werden.
Hopfen (Humulus lupulus)	Schlafstörungen, Erregungszustände, nervöse Herzstörungen, Appetitlosigkeit, Blasenbeschwerden, äußerlich bei schlecht heilenden Wunden.	nicht beobachtet.

Johanniskraut (Hypericum perforatum) (Für Männer: Zinkum Valerianicum).	Sehr hilfreich gegen Depresssionen. Besonders wirksam bei Frauen. Äußerlich gegen Hautkrankheiten, Rheuma Gicht, Brandwunden, Furunkel. Innerlich gegen Durchfalle, Magen-Darm-Katarrhe, Blasen-, Leber- und Gallenleiden.	Langzeitanwendung kann auf die Leber schlagen. Äußerlich wird die Haut lichtempfindlich, nicht der stärksten Sonne aussetzen.
Kamille, echte (Matricaria chamomilla)	Entzündungen der Schleimhäute, Juckreiz, Hämorrhoiden, wirkt gut gegen Magenschmerzen, Menstruationsbeschwerden und Durchfall.	Nicht bei Verstopfung anwenden.
Linde (Tilia cordata, Tilia platyphyllos)	Bei Erkältungen, Katarrhen der Luft- und Harnwege (Hals, Lunge, Niere, Blase), krampflösendes Mittel kurmäßig zur Stärkung der körpereigenen Abwehr.	nicht beobachtet.
Maisgriffel (Stigmata Maydis)	Diätmittel, Blasenentzündung, Rheuma Gicht.	nicht beobachtet.
Nelkenwurz (Geum urbanum)	Wirkt gegen Viren und Baktereien sowie bei Schwächezuständen	Nicht in Stahlgefäßen lagern.
Orthosiphonblätter (Orthosiphon spicatus)	Chronische Nierenbeckenentzündung, Blasen- und Nierenkatarrhen, Reizblase.	Wasseransammlungen (Ödeme) infolge eingeschränkter Herz- und Nierentätigkeit.
Petersilie (Petroselium crispum)	Wasseransammlungen im Körper, Urinverhalt (harntreibend).	Nicht in der Schwangerschaft nehmen. Vorsichtig dosieren: Wurzeln und Samen wirken giftig.

Rose (Rosa canina)	Blasen- und Nierensteine, Blasenkatarrh und leichter Katarrh der Verdauungsorgane, Gicht Rheuma, fieberhafte Erkrankungen.	nicht beobachtet.
Schachtelhalmkraut (Equisetum arvense)	Nierenbeckenentzündungen, Katarrhe im Bereich von Niere und Blase.	Wasseransammlungen (Ödeme) infolge eingeschränkter Herz- und Nierentätigkeit.
Taubnessel (Lamium album)	Katarrhe der Atem- und Harnwege, Magen- und Darmstörungen Schlaflosigkeit, Periodenstörungen.	nicht beobachtet.
Thymian (Thymus vulgaris)	Husten, Bronchitis, Keuchhusten, Blähungen, Durchfall, Appetitlosigkeit Gastritis und Magenkrämpfen.	Nicht einnehmen bei Leber- und Nierenleiden sowie bei grünem Star.
Wachholder (Juniperus communis)	Wasseransammlungen im Gewebe, Arthrosen, Gicht Blasenentzündung. Äußerlich bei Rheuma, Neuralgien, Hautkrankheiten.	Nicht in der Schwangerschaft oder bei Nierenleiden nehmen.
Wasserfenchel (Oenanthe aquatica)	Bronchialkatarrh, Asthma Husten, Keuchhusten, Blasenbeschwerden.	Starke Wirksamkeit, daher nur vorsichtig in kleinen Mengen anwenden.
Weide (Salix)	Gicht, Rheuma, Magen-, Darm- und Blasen-katarrh, äußerlich bei Wunden, Geschwüren, Ausschlägen, zum Gurgeln bei Mandel- und Zahnfleischentzündungen.	nicht beobachtet.

Zwiebel (Allium cepa)	Bei Harnverhaltung, Nierengrieß und -steinchen, Halsentzündung, äußerlich bei Insektenstichen, Frostbeulen, Furunkeln, Geschwüren.	nicht beobachtet.

Zubereitung des Heilkräutertees

Für die eigene Herstellung von Teegetränken aus Heilkräutern hilft ein grundsätzlicher Zubereitungsplan, der unbedingt befolgt werden muß:

- Halten Sie die Menge der Kräuter (Einzeldosis) genau ein. Wenn Sie auf der Verpackung keine Angaben finden, fragen Sie Ihren Apotheker.
- Beachten Sie den vorgeschriebenen Zerkleinerungsgrad der Kräuter, (grob bis fein geschnitten, grob bis fein gepulvert oder frisch zerquetscht).
- Folgen Sie der vorgegebenen Menge an Flüssigkeit.
- Halten Sie sich an die Art der jeweiligen Extraktion (Temperatur, Zeitdauer). So kann das heilende Getränk entweder als Heiß- oder Kaltaufguß zubereitet werden.

Heißaufguß:
Zwei Teelöffel des Heilkrautes mit einer großen Tasse kochendem Wasser übergießen und abdecken, damit sich die ätherischen Öle nicht verflüchtigen. Zehn Minuten bis maximal zwölf Minuten ziehen lassen und dann abseihen. Mindestens vier Wochen lang sollten täglich zwei bis drei Tassen Tee getrunken werden.

Kaltaufguß:
Zwei Teelöffel des Heilkrautes mit einer großen Tasse kaltem Wasser in einem Topf mischen und bis zum Siedepunkt erhitzen. Nach fünf Minuten wird der Aufguß durch ein Sieb in eine Tasse gegossen. Auch hier gilt: mindestens vier Wochen lang zweimal täglich einnehmen.

Aromatherapie

Mit ätherischen Ölen aus Pflanzen wie Eukalyptus, Lavendel, Thymian und vielen anderen lassen sich ebenfalls Heilwirkungen erzielen. Und auch Blasenprobleme können mit der Aromatherapie gelindert werden.

Dabei ist die Therapie mit Pflanzenessenzen nicht neu. Die auch als aromatische Essenzen, ätherische Öle, flüchtige Öle oder vegetabile Essenzen bezeichneten Heilkräfte der Natur werden schon seit ewigen Zeiten erfolgreich angewandt. So extrahierte man im 13. Jahrhundert bereits das ätherische Öl des Rosmarins, zu Beginn des 16. Jahrhunderts gelang es dann, Essenzen aus Anis, Fenchel, Nelke, Salbei, Thymian, Wacholder, Weihrauch, Zeder und Zimt herzustellen.

Was sind Essenzen?

Essenzen sind wohlriechende, flüchtige Öle und werden aus Pflanzen gewonnen. Dies geschieht häufig durch Wasserdampfdestillation, wobei es inzwischen zahlreiche andere Herstellungsverfahren gibt, wie z. B. die Extraktion mit Hilfe von Kohlendioxid, Lösungen, fetthaltigen Stoffen oder auch durch Hitzeverfahren. Essenzen wirken antiseptisch und bakterienbekämpfend.

Mit Sorge wird heute beobachtet, daß Antibiotika bei einigen Krankheiten nicht mehr wirken. Die Zahl der resistenten Keime wächst, sie werden durch den Mißbrauch von Antibiotika widerstandsfähig.

Es ist jedoch bewiesen, daß es kaum Krankheitskeime gibt, die Essenzen gegenüber resistent sind oder es werden können. So wird sich ein Organismus nie an die Aromatherapie, also die Behandlung mit ätherischen Ölen in dem Sinne gewöhnen, daß sie nicht mehr wirkt.

Wie werden Essenzen angewendet?

Die zahlreichen aromatischen Essenzen wirken auf unterschiedliche Weise. So genügt in manchen Fällen die Anwendung nur einer Essenz, einige Essenzen wirken dagegen nur in Verbindung mit bestimmten anderen. Ebenso unterscheiden sich die Anwendungsformen. Essenzen können sowohl innerlich als auch äußerlich angewendet werden.

- Innerlich werden sie als Perlen oder Tropfen mit Honig oder lauwarmem Wasser eingenommen.
- Äußerlich werden sie in Form von Salben, Gels oder Bädern verwendet.
- Je nach Wirkungsgrad, müssen Essenzen entsprechend verdünnt werden.

Grundsätzlich sollte man die Aromatherapie nicht ohne fachkundige Hilfe anwenden. Rezepthinweise und Anwendungsregeln erhalten Sie vom Heilpraktiker und Apotheker.

Aromatische Essenzen bei Blasen- und Nierenerkrankungen

- Blasenentzündung:
  Cajeput, Eukalyptus, Fenchel, Fichte, Lavendel, Myrtenheide, Sandelholz, Terpentin-Essenz, Thuja, Thymian, Wacholder
- Harnröhrenentzündung:
  Cajeput, Myrtenheide, Terpentin-Essenz (aus der Apotheke, auf Verwendungszweck hinweisen – bitte verwenden Sie keinesfalls die Terpentinflasche vom Farbenregal!)
- Harnsteine:
  Fenchel, Geranium, Knoblauch, Wacholder, Ysop, Zitrone
- Harnwegsinfektionen:
  Cajeput, Eukalyptus, Fenchel, Fichte, Geranium, Lavendel, Myrtenheide, Salbei, Sandelholz, Terpentin-Essenz (s.o.),

Thymian, Wacholder, Zitrone, Zwiebel

- Nierenbeckenentzündung:
  Fichte, Terpentin-Essenz (s.o.), Thymian

Homöopathie

In der Homöopathie wird die Erkrankung des Patienten in Bezug gestellt zu seinem seelischen, sozialen und klimatischen Befinden. Die Krankheit wird genau beobachtet und alle Symptome sorgfältig registriert, wobei immer der Kranke und nicht die Krankheit im Vordergrund steht. Ein Homöopath heilt nach der ganzheitlichen Methode, das heißt, er betrachtet Körper *und* Seele immer zusammen und nicht getrennt voneinander. Das Ziel der homöopathischen Behandlung liegt in der Stärkung der natürlichen Kraft des Menschen, die durch die Krankheit und/oder sein seelisches Unwohlsein geschwächt ist. Im Ergebnis wird der Mensch dann aus sich selbst heraus wieder gesund.

Mehr über die bedeutende Rolle, die das Seelenleben für die Gesundheit spielt, erfahren Sie im Kapitel »Harnwegserkrankungen unter ganzheitlichem Aspekt« im ersten Teil dieses Buches.

Im Gegensatz zur Homöopathie steht die von der Schulmedizin bevorzugte Allopathie, die Krankheiten mit gegensätzlich wirkenden Medikamenten bekämpft. Homöopathen sind jedoch davon überzeugt, daß diese Methode das Immunsystem schwächt – anstatt es in seiner Aufgabe zu unterstützen wird ihm die Arbeit abgenommen.

Wenn Sie sich für eine homöopathische Behandlung interessieren, sollten Sie folgendes beachten:

- Die Begriffe »Homöopathie« und »Homöopath« sind nicht geschützt. Vergewissern Sie sich, ob Sie es mit einem seriösen Homöopathen zu tun haben. Das können Sie z. B. daran erkennen, ob er oder sie
  sich als klassischer Homöopath bezeichnet,
  sich viel Zeit für die Patientenbefragung nimmt,
  statt auf Homöopathie-Cocktails auf nur einem bestimmtem Mittel beharrt, das Sie erst eine Weile benutzen sollen, bevor ein neues ausprobiert wird.
- Halten Sie sich genau an die Dosierungsvorschrift der empfohlenen Mittel.
- Vermeiden Sie als Laie bei starken Beschwerden homöopathische Selbstheilungsversuche, gehen Sie mit sich und der Krankheit verantwortungsvoll um. Nehmen Sie nicht leichtfertig und unkontrolliert homöopathische Mittel, nach dem Motto »das kann ja nicht schaden«. Denn – auch wenn Sie Ihnen noch so »verwässert« erscheinen – homöopathische Mittel sind äußerst wirksam.

Natürlich kann die Homöopathie auch bei Blasenerkrankungen wirkungsvoll eingesetzt werden. So können Blasenreizungen oft durch Selbstbehandlung behoben werden. Seien Sie aber sehr kritisch, denn sollte doch eine Entzündung vorliegen, droht eine schwere Nierenerkrankung. Bei Blasenentzündungen muß unbedingt ein Arzt oder Heilpraktiker konsultiert werden, der dann allerdings durchaus zu homöopathischer Behandlung raten kann.

Wie Sie aus den vergangenen Kapiteln bereits wissen, erkennen Sie eine akute Blasenentzündung an ständigem Harndrang, Schmerzen beim Wasserlassen und im Unterleib, eventuell Fieber, Lenden- oder Kreuzbeinschmerzen. Im Zweifelsfall überlegen Sie nicht lange, sondern suchen Sie sofort einen Arzt auf.

Tabelle homöopathischer Arzneimittel

Für die Selbstbehandlung bei einer drohenden Blasenerkrankung oder als unterstützende Therapie können folgende homöopathische Heilmittel hilfreich sein:

Krankheitsbild	Heilmittel
Sie sind nervöser und gereizter Stimmung und spüren häufigen Harndrang, wobei Sie jedesmal nur wenige Tropfen Urin ausscheiden. Schneidender Schmerz in der Blase, beim Wasserlassen brennt und sticht es, der Urin scheint siedendheiß	Cantharis (Spanische Fliege) bei Sonnenbrand, Verbrennung, Harnwegsreizung
Sie sind kälteempfindlich, spüren einen häufigen Harndrang und haben Schmerzen beim Wasserlassen, der Urin riecht unangenehm	Acidum nitricum (Salpetersäure) Hauteinrisse, Wundsein
Sie spüren einen häufigen Harndrang, der sich nachts verschlimmert. Wenn Sie husten oder lachen, verlieren Sie unkontrolliert Urin, die Beschwerden verstärken sich nach dem Geschlechtsverkehr	Sepia (getrocknete Rückenplatte von Meeres-Weichtieren) Hautreizungen, Juckreiz
Sie sind in sehr empfindlicher, gereizter und ärgerlicher Stimmung und spüren häufigen Harndrang, wobei Sie jedesmal nur wenige Tropfen Urin ausscheiden. Der Druck in der Blase verstärkt sich im Freien, nach Kaffee und bei konzentrierter Kopfarbeit. Sie empfinden Wärme als Wohltat	Nux vomica (Brechnuß) Erkältungskrankheiten, Gereiztheit, Grippe, Kopfschmerzen, Magen- und Darmbeschwerden, Nacken-, Schulter- und Rückenschmerzen, Nervosität

Sie sind anfällig für Temperaturschwankungen, schwitzen vor allem nachts vermehrt (übelriechend), spüren vermehrten Harndrang, der sich nicht anhalten läßt. Während und nach dem Wasserlassen haben Sie Schmerzen in der Harnröhre und/oder an den Schamlippen. Ihre Beschwerden werden nachts stärker	Mercurius solubilis Grippe, Halsschmerzen, Schnupfen
Sie haben Schmerzen beim Wasserlassen und scheiden jedesmal nur wenig Urin aus. Der Harndrang wird immer stärker, dabei steigt Ihr Gefühl von Hitze, innerer Unruhe und Durst	Aconitum (Sturmhut) Entzündungen, Erkältungskrankheiten, Fieber, Neuralgien, Panikattacken, Sonnenstich
Sie haben Schweißausbrüche, Hitzewallungen und fühlen sich innerlich unruhig. Plötzlich spüren Sie einen Harndrang, der sich nicht verzögern läßt, dabei wird unfreiwillig Urin abgegeben.	Belladonna (Tollkirsche) Alle Entzündungskrankheiten, Erkältungskrankheiten, Fieber
Sie müssen häufig zur Toilette, dabei verspüren Sie manchmal Schmerzen am Ende des Wasserlassens	Sarsaparilla (Smilax) Harnwegsinfektionen, Muskulaturbeschwerden, Nierenerkrankungen

Die Dosierungsanleitung ist für alle genannten Heilmittel gleich:
Nehmen Sie stündlich 5 Globuli, eine Tablette oder fünf bis zehn Tropfen in der Potenz D6. Eine Besserung sollte spätestens nach fünf Stunden eintreten. Bleiben Ihre Beschwer-

den gleich oder verstärken sich, sollten Sie das Mittel wechseln. Hilft das auch nicht, suchen Sie unbedingt einen Arzt oder Homöopathen auf.
Wenn aber eine Verbesserung innerhalb von fünf Stunden eintritt, reduzieren Sie die Einnahme auf dreimal täglich 5 Globuli in der Potenz D6 oder einmal täglich 5 Globuli in der Potenz D12. Wenn Sie keine Beschwerden mehr haben, setzen Sie das Mittel ab.

Beckenbodengymnastik

Die Unterleibsorgane – also auch die Blase – werden im Körper des Menschen nach unten hin durch den Beckenboden gehalten. Dieser besteht aus Muskeln, die im Laufe des Lebens, insbesondere auch bei Frauen nach einer oder mehreren Entbindungen, erschlaffen können.

Wie sie bereits wissen, verringert ein erschlaffter Beckenboden das Vermögen, den Urin zurückzuhalten (siehe Kapitel Harnwegserkrankungen von A-Z, *Inkontinenz*).

Wie alle anderen Muskeln des Körpers, kann man aber auch die Beckenbodenmuskeln trainieren. Wir schlagen Ihnen dafür vier Übungen vor, die jeder selbst machen kann. Alle Übungen sollten anfangs zweimal am Tag (morgens und abends) 5mal wiederholt werden, später kann man die Übungen dann jeweils 10mal wiederholen. Achtung, es geht nicht darum, daß Sie ins Schwitzen geraten, sondern die Muskulatur langsam aufbauen und festigen, deshalb sollten alle Übungen möglichst langsam durchgeführt werden.

Wenn durch regelmäßige Beckenbodengymnastik die Blasenkontrolle zurückkehrt, sollten Sie mit dem Training nicht aufhören, sondern weiterhin eine kleine Übungseinheit jeden Tag einlegen. Nur so ist gewährleistet, daß die wieder aufgebaute Muskulatur auch erhalten bleibt.

- Übung 1
  Auf der vorderen Kante eines festen Stuhls sitzen, die Beine nach vorne ausstrecken und die Sitzfläche rechts und links am hinteren Rand fassen. Mit dem Einatmen das Becken von der Sitzfläche abheben und mit dem Ausatmen wieder ablegen. Die Bewegung sollte möglichst langsam ausgeführt werden. Diese Übung kräftigt Beckenbodenmuskulatur und Schließmuskeln.
- Übung 2:
  Flach auf den Rücken legen, dabei werden Füße und Knie weit auseinandergestellt. Mit dem Einatmen das Becken rechts anheben, langsam nach links ziehen und mit dem Ausatmen auf der linken Seite senken. Bewegung anschließend anders herum ausführen. Diese Übung kräftigt die Beckenbodenmuskulatur und stärkt das Bindegewebe, sehr gut gegen einsetzende Schwäche des Blasenschließmuskels.
- Übung 3:
  Das Training findet direkt auf der Toilette statt, ist aber nur durchführbar, wenn die Blase nicht ganz gefüllt ist. Setzen Sie sich mit normal gefüllter Blase auf die Toilette, beginnen Sie mit dem Wasserlassen und stoppen durch das Anspannen von Gesäß und Beckenboden den Urinfluß. Kurz halten, dann weiter urinieren, nochmals stoppen, wieder weiter urinieren und so weiter. Je öfter Sie das üben, um so exakter werden Sie Ihre Blase und den äußeren Schließmuskel kontrollieren lernen.
- Übung 4:
  Setzen Sie sich bequem auf einen Sessel oder festen Stuhl und strecken Sie die Beine aus. Dann greifen Sie mit beiden Händen neben der Hüfte an den Stuhl und heben Ihr Becken an (Beine nicht anziehen!). Dabei die Gesäßmus-

keln spannen. Halten Sie diese Stellung ein paar Sekunden, senken Sie dann das Becken wieder ab und entspannen Sie sich. Diese Übung kann auch wunderbar ganz nebenbei vor dem Fernseher ausgeführt werden.

Die Hydro-Therapie

Das Wasser war bereits den alten Griechen und Römern als Heilmittel bekannt. Im vergangenen Jahrhundert wurde die Kunst, mit Bädern und Güssen Krankheiten zu kurieren auch bei uns wiederentdeckt.

Die moderne Hydrotherapie (so der Fachausdruck für die Behandlung mit Wasser) basiert auch heute noch auf den Empfehlungen des Pfarrers und Naturheilkundigen Sebastian Kneipp (1821 -1897), der über einen Zeitraum von 30 Jahren sich selbst und zahlreiche Patienten mit Hilfe der Wassertherapie heilte. Seine Erfahrungen mit der vielseitigen Wirkung und Heilkraft des Wassers veröffentlichte er in dem Buch »Meine Wasserkur«. Darüber hinaus hielt Kneipp Hunderte von Vorträgen über die wunderbar heilsame Kraft des Wassers. Heute gibt es in ganz Deutschland Badeorte, in denen das Kneipp'sche Verfahren mit Erfolg angewendet wird und sich großer Beliebtheit erfreut.

Seit jeher beschäftigt sich auch die Schulmedizin kritisch mit der Frage, inwieweit Wasseranwendungen wirksam sind. Das Ergebnis: Selbst in den neuesten Studien wurde die hohe Wirksamkeit von Wasserbehandlungen zur Abhärtung und zur Mobilisierung der körpereigenen Abwehr immer wieder bestätigt.

Bäder, Güsse, Waschungen und Dämpfe können danach für die Stärkung des Immunsystems oft mehr bewirken als Pillen und Spritzen – und das ganz ohne Nebenwirkungen.

Was kann Wasser für Ihr Immunsystem tun?

Durch eine fachgerechte Anwendung der Hydrotherapie werden die Haut und mit ihr zahlreiche Drüsen und Nervenenden angeregt und besser durchblutet. Das erkennt man daran, daß die Haut rot wird und sich anschließend warm anfühlt.

Eine gute Durchblutung ist das A und O einer leistungsfähigen Immunabwehr: Die Aktivität der Makrophagen und der natürlichen Killerzellen in den Schleimhäuten und den anderen Geweben wird durch den Blutdurchfluß gesteigert; frische Nährstoffe und reichlich Sauerstoff werden herangeführt.

Das Blut, das direkt aus dem Herzen gepumpt wird, ist wärmer als jenes in den Blutkapillaren der Körperoberfläche. Dadurch steigt auch die Temperatur der Haut und der Schleimhäute an, was wiederum beste Bedingungen für die meisten körpereigenen proteolytischen Enzyme bedeutet, die ihre immunsteigernde Wirkung dann richtig entfalten können. Dabei haben proteolytische Enzyme (winzige Eiweißmoleküle) die Aufgabe, zahlreiche Prozesse des Stoffwechsels zu ermöglichen oder zu beschleunigen. Es konnte bewiesen werden, daß sie darüber hinaus die körpereigenen Freßzellen zu Spitzenleistungen anregen. Das hat zur Folge, daß Abfall- und Schlackenstoffe, aber auch Krankheitskeime besonders schnell und effektiv aus dem Körper beseitigt werden.

Die bessere Durchblutung durch Wasseranwendungen wirkt sich aber nicht nur lokal, sondern auch auf das zentrale Nervensystem äußerst günstig aus. So spüren viele Menschen nach Wechselbädern, einem Kaltwasserguß oder anderen Wasseranwendungen Glücksgefühle. Sie fühlen sich wie neugeboren, voller Tatendrang und irgendwie erleichtert. Und der Einfluß einer ausgeglichenen Psyche spielt ja bekanntermaßen für die Immunabwehr ebenfalls eine sehr wichtige Rolle.

Die Hydrotherapie im eigenen Bad

Für eine Hydrotherapie müssen Sie nicht an einen speziellen Badeort reisen. Grundsätzlich kann jeder die verschiedenen Wasseranwendungen zu Hause im eigenen Bad durchführen. Als Grundausstattung reichen eine Badewanne, eine Duschbrause, eine größere Schüssel für Fußbäder sowie mehrere Tücher für Wickel.

Wenn Sie unsicher sind, können Sie natürlich bestimmte Anwendungen mit Ihrem Heilpraktiker oder Hausarzt besprechen. Einige Kneipp'sche Rezepte sind so kompliziert, daß der Besuch eines Fachmanns sinnvoll erscheint. Dort bekommen Sie eine sachgemäße Erläuterung der Anwendungen. Denn sowohl Art und Dauer der Anwendungen als auch die Wassertemperatur müssen dem jeweiligen Gesundheitszustand angepaßt werden.

Über Wasseranwendungen, wie Bäder, Güsse und Dämpfe, die Sie ohne fachliche Hilfe durchführen können und die bei Blasen- und Nierenleiden erfolgreich eingesetzt werden, lesen Sie auf den folgenden Seiten.

Hydrotherapie bei Blasen- und Nierenleiden

Bei einer Blasenentzündung sind Wasser und Wärme die besten Hausmittel, denn sie fördern die Durchblutung und unterstützen dadurch, wie bereits beschrieben, den Heilungsprozeß des Körpers. Auch zur Vorbeugung, Heilung und Nachbehandlung von Nierenerkrankungen eignen sich Wasser und Wärme besonders gut. Schließlich hängen alle Erkrankungen der Nieren eng mit dem Wasserhaushalt zusammen.

Es muß jedoch auch an dieser Stelle noch einmal erwähnt werden, daß ein Arztbesuch in vielen Fällen unumgänglich ist, die Gefahr einer schweren Niereninfektion ist zu groß.

Blasen- und Nierenbeschwerden können im Rahmen der Hydrotherapie durch Bäder, Güsse und Dämpfe behandelt werden, aber auch warme Kompressen sind zu empfehlen.

Wissenswertes über Bäder

Baden ist nicht gleich Baden. So muß man zwischen Voll- und Teilbädern sowie zwischen kalten, warmen, heißen, wechselnden, ansteigenden oder absteigenden Bädern unterscheiden:

Das Vollbad:	Der ganze Körper wird in das Badewasser eingetaucht.
Das Teilbad:	Hier werden nur bestimmte Körperteile vom Wasser bedeckt.
Das kalte Bad:	Das Badewasser hat eine Temperatur von etwa 15° C, die Lufttemperatur sollte nie unter 20° C liegen, das Bad dauert zwischen fünf und 15 Sekunden, der Körper sollte vor- und nachgewärmt werden.
Das warme Bad:	Das Badewasser hat eine Temperatur von etwa 36° C, das Bad dauert zwischen zehn und 20 Minuten.
Das heiße Bad:	Das Badewasser hat eine Temperatur zwischen 38° C und 45° C, das Bad dauert zwischen zehn und 20 Minuten.
Das Wechselbad:	Man benötigt zwei Wannen, eine mit warmem, eine mit kaltem Wasser. In der warmen Wanne badet man etwa fünf Minuten, in der kalten acht bis zehn Sekunden. Es kann mehrfach gewechselt werden, wobei immer warm begonnen und kalt geendet wird.

Das ansteigende Bad: Durch schrittweises Hinzufügen von Heißwasser steigt die Badetemperatur von etwa 33° C auf 42° bis 45° C an. Das Bad dauert zwischen zehn und 15 Minuten.

Das absteigende Bad: Die Wassertemperatur wird langsam von 37° auf 28° C abgekühlt. Diese Methode wird selten angewandt, die Badedauer beträgt etwa zehn Minuten.

Bäder bei Blasen- und Nierenleiden

Das warme *Sitzbad*, das heiße Sitzbad, das wechselnde Sitzbad und das ansteigende Sitzbad helfen bei Krämpfen der Muskulatur und der Organe im Bauch- und Beckenraum wie Blase, Magen und Darm. Darüber hinaus hat es heilende Wirkung bei Menstruationsbeschwerden, chronischer Blinddarmentzündung, Blähungen und Verstopfung sowie Bauchfellentzündung.

Man darf diese Bäder jedoch nicht anwenden bei schweren Herzfehlern, bei zu hohem oder zu niedrigem Blutdruck, bei fortgeschrittener Arterienverkalkung, bei Schilddrüsenüberfunktion und während der Schwangerschaft.

- Das warme Sitzbad:
  Die Badewanne wird bis zur Hälfte mit Wasser gefüllt, wobei die Wassertemperatur zwischen 32° und 37° C liegen soll. Wenn Sie in der Wanne sitzen, sollte das Badewasser bis zum Nabel reichen. Legen Sie dann eine am Hals eng verschlossene Decke um sich, die möglichst auch die Wanne abdeckt, so daß die Wärme bewahrt wird. Wenn Sie frösteln, kann warmes Wasser nachgegossen werden. Das Bad dauert zehn bis 20 Minuten. Beendet wird es mit einem lauwarmen Guß.

- Das heiße Sitzbad:

  Die Badewanne wird bis zur Hälfte mit Wasser gefüllt, wobei die Wassertemperatur zwischen 38° und 45° C liegen soll. Wenn Sie in der Wanne sitzen, sollte das Badewasser bis zum Nabel reichen. Legen Sie dann eine am Hals eng verschlossene Decke um sich, die möglichst auch die Wanne abdeckt, so daß die Wärme bewahrt wird. Das Bad dauert acht bis zwölf Minuten. Beendet wird das Bad mit einem lauwarmen Guß.
- Das wechselnde Sitzbad:
  Sie benötigen hierfür zwei Wannen. Beide werden bis zur Hälfte mit Wasser gefüllt, wobei die Wassertemperatur in der einen Wanne zwischen 35° und 40° C liegt, in der anderen zwischen 15° und 25°C. Sie beginnen mit einem fünfminütigen heißen Sitzbad und steigen dann für fünf bis 20 Sekunden in die kalte Wanne. Diese Prozedur wiederholen Sie mindestens einmal, bei guter Kondition kann öfter gewechselt werden. Wichtig: Das Wechselbad wird immer in der kalten Wanne beendet, eine abschließende Bettruhe verstärkt die heilende Wirkung. Wegen des kühlen Bades darf diese Methode aber nur in beschwerdefreien Zeiten angewendet werden.
- Das ansteigende Sitzbad:
  Die Badewanne wird bis zur Hälfte mit Wasser gefüllt, wobei die Wassertemperatur zunächst 35° C beträgt. Wenn Sie in der Wanne sitzen, sollte das Badewasser bis zum Nabel reichen. Legen Sie dann eine am Hals eng verschlossene Decke um sich, die möglichst auch die Wanne abdeckt, so daß die Wärme bewahrt wird. Geben Sie in Abständen von jeweils vier bis fünf Minuten heißes Wasser hinzu, bis nach etwa 20 Minuten eine Wassertemperatur von 45° C erreicht ist. Bevor jedoch schrittweise Wasser zugegeben wird, muß altes Badewasser abgelaufen sein, damit der Wasserstand stets nur bis zum Nabel reicht. Bleiben Sie nach Erreichen der Endtemperatur noch fünf bis zehn Mi-

nuten im Wasser sitzen, und beenden Sie das Bad durch einen lauwarmen oder kalten Guß.

Fußbäder bei Blasen- und Nierenleiden
Warme, heiße, wechselnde und ansteigende *Fußbäder* helfen bei akuten und chronischen Erkrankungen von Blase, Nieren und Geschlechtsorganen, aber auch bei Bettnässen, Kopfschmerzen, Erkältungskrankheiten im Kopf- und Brustbereich, Krämpfen aller Art, Fußleiden, Erregungs- und Erschöpfungszuständen, Schwindelgefühlen.

Nicht geeignet sind diese Fußbäder bei zu hohem oder niedrigem Blutdruck, bei Schilddrüsenüberfunktion, fortgeschrittener Arterienverkalkung und Herzstörungen.

- Das warme Fußbad
  Füllen Sie einen Eimer mit 32° bis 37° C warmem Wasser. In diesen Eimer stellen Sie für mindestens 15 bis 20 Minuten Ihre Füße, wobei das Wasser immer bis zu den Knien reichen sollte. Erfrischen Sie anschließend Ihre Beine mit lauwarmem oder kaltem Wasser, trocknen Sie sie jedoch nicht ab. Laufen Sie zum Schluß Ihre Beine warm und trocken oder ziehen Sie Wollstrümpfe über Ihre nassen Füße.
- Das heiße Fußbad
  Füllen Sie einen Eimer mit 38° bis 45° C heißem Wasser. Nachdem Sie Ihre Beine in das Wasser gestellt haben, breiten Sie eine Decke über Ihre Knie, so daß kein Dampf entweichen kann und die Wärme bewahrt wird. Das Bad kann nun zwischen fünf und 15 Minuten dauern. Geben Sie dann kaltes Wasser hinzu, so daß das Fußbad zum Schluß nur noch lauwarm ist. Trocknen Sie Ihre Beine nicht ab, sondern laufen Sie sie warm und trocken oder ziehen Sie Wollstrümpfe über Ihre nassen Füße.
- Das wechselnde Fußbad
  Hierfür benötigen Sie zwei Eimer, einen mit 35° bis 40° C heißem Wasser, einen mit 15° bis 20° C kaltem Wasser.

Zunächst nehmen Sie ein fünfminütiges heißes Fußbad. Nachdem Sie Ihre Beine in das Wasser gestellt haben, breiten Sie eine Decke über Ihre Knie, so daß kein Dampf entweichen kann und die Wärme bewahrt wird. Dann tauchen Sie Ihre Füße für fünf bis 20 Sekunden in das kalte Wasser. Wiederholen Sie diese Prozedur mindestens einmal, bei guter Kondition können Sie öfter wechseln. Wichtig: Beenden Sie das wechselnde Fußbad immer im kalten Eimer. Trocknen Sie Ihre Beine nicht ab, sondern laufen Sie sie warm und trocken oder ziehen Sie Wollstrümpfe über Ihre nassen Füße. Auch diese Anwendung sollte nur in beschwerdefreien Zeiten erfolgen.

- Das ansteigende Fußbad
  Füllen Sie einen Eimer mit 35° C heißem Wasser. Nachdem Sie Ihre Füße hineingestellt haben, breiten Sie eine Decke über Ihre Knie, so daß kein Dampf entweichen kann und die Wärme bewahrt wird. Geben Sie in Abständen von jeweils vier bis fünf Minuten heißes Wasser hinzu, bis nach etwa 20 Minuten eine Wassertemperatur von 45° C erreicht ist. Lassen Sie dann Ihre Füße noch fünf bis 10 Minuten im Wasser und geben Sie zum Schluß kaltes Wasser hinzu, so daß das Fußbad nur noch lauwarm ist. Trocknen Sie Ihre Beine nicht ab, sondern laufen Sie sie warm und trocken oder ziehen Sie Wollstrümpfe über Ihre nassen Füße.

Badezusätze steigern die Wirkung von Bädern

Verschiedene Badezusätze können die Wirkung von warmen und heißen Voll- und Teilbädern erheblich verstärken. Dabei haben folgende Zusätze eine wohltuende und heilende Wirkung bei Blasen- und Nierenleiden:

- Fichtennadeln
- Haferstroh
- Kamille
- Latschenkiefer

- Schachtelhalm
- Schafgarbe
- Weidenrinde
- Zinnkraut.

Badezusätze können Sie gebrauchsfertig kaufen oder selbst herstellen. Fragen Sie Ihren Arzt, Heilpraktiker oder Apotheker.

Güsse

Für einen Guß muß ihr Körper warm sein, und Ihr Magen darf weder ganz voll noch ganz leer sein. Der Raum muß zugfrei sein und mindestens eine Temperatur von 20° C haben. Ein Guß dauert mindestens 30 Sekunden und höchstens drei Minuten, unterbrechen Sie jedoch sofort, wenn Sie sich unwohl fühlen. Denn Güsse werden nämlich häufig mit zehn bis 15° C kaltem Wasser durchgeführt, selten mit wechselnd temperiertem Wasser und fast nie warm.

Sie benötigen für einen Guß entweder eine Gießkanne ohne Kopf oder einen Schlauch, der am Wasserhahn angeschlossen ist. Stellen Sie sich in die Dusche oder in die Badewanne (auch ein großer Zuber wäre möglich), so daß das abfließende Wasser aufgefangen werden kann. Lassen Sie das Wasser in einer Entfernung von zehn bis 15 cm von schräg oben auf ihre Haut plätschern. Achten Sie auf den Wasserdruck: Dieser darf nur so stark sein, daß das Wasser bei senkrecht gehaltener Schlauchmündung maximal zehn Zentimeter hoch steigt.

Bei chronischen Infektionskrankheiten, schwerem Asthma, Thromboseneigung, starker Herzschwäche, Arterienverkalkung oder Krampfneigung müssen Sie allerdings auf kalte Güsse verzichten.

Es gibt für fast jeden Körperteil einen bestimmten Guß. Wir erläutern Ihnen im Rahmen dieses Buches diejenigen Güsse, die bei Blasen- und Nierenleiden eine heilende Wirkung zeigen. So werden Knieguß, Schenkelguß, Bauchguß und Unterguß bei entzündlichen Erkrankungen von Leber, Galle, Magen, Bauchspeicheldrüse, Darm, Harn- und Geschlechtsorganen, bei Erkältungen und bei rheumatischen Erkrankungen empfohlen. Auch diese Anwendungen sollten wegen des kalten Wassers nur in beschwerdefreien Zeiten erfolgen.

- Der Knieguß
  Beim Knieguß werden beide Unterschenkel vom Knie abwärts jeweils ein bis zwei Minuten von allen Seiten begossen. Hierbei ist eine besondere Technik wichtig: Sie beginnen den Knieguß von hinten, und zwar an der Außenseite des rechten Fußes. Führen Sie den Wasserstrahl an der Außenseite des rechten Unterschenkels bis kurz über die rechte Kniekehle und dann an der Innenseite des rechten Unterschenkels bis zum rechten Fuß zurück. Führen Sie dann den Wasserstrahl von der Außenseite des linken Fußes hoch über die Außenseite des linken Unterschenkels bis kurz über die linke Kniekehle. Wechseln Sie von dort aus zur rechten Kniekehle und wieder zurück zur linken. Führen sie den Wasserstrahl daraufhin an der Innenseite des linken Unterschenkels zur Innenseite des linken Fußes. Begießen Sie fünf Sekunden lang beide Unterschenkel ab Kniekehle, anschließend wieder fünf Sekunden lang von vorn. Abschließend begießen Sie beide Fußsohlen.

- Der Schenkelguß
  Hierbei werden beide Oberschenkel den Unterschenkeln entsprechend erst links dann rechts jeweils ein bis zwei Minuten von allen Seiten begossen. Sie beginnen wieder hinten an der Außenseite des rechten Fußes, führen den Wasserstrahl hoch bis zur rechten Hüfte und an der Innenseite des Beines bis zur Innenseite des rechten Fußes zurück.

Dann wechseln Sie auf die linke Seite und führen den Wasserstrahl von der Außenseite des linken Fußes hoch bis zur linken Hüfte. Dort angelangt, lassen Sie den Wasserstrahl abwechselnd über die linke und über die rechte Gesäßhälfte laufen und führen ihn dann an der Innenseite des linken Beines zurück zur Innenseite des linken Fußes. Anschließend werden beide Beine ebenso von vorn begossen, führen Sie den Wasserstrahl jedoch nur bis zum oberen Ende des Oberschenkels und sparen Sie den Blasen- und Genitalbereich aus. Gehen Sie nach dem Guß ins Bett oder kleiden Sie sich sofort an, trocknen Sie sich nicht ab.

- Der Bauchguß
  Der Bauchguß wird genauso durchgeführt wie der Schenkelguß. Einzige Ausnahme: Wenn Sie die Beine von vorn begießen, wird beim Wechsel vom oberen Ende des linken Schenkels zum rechten Schenkel der Wasserstrahl im Uhrzeigersinn kreisförmig um den Nabel geführt.

Dämpfe

Wasserdampf ist ein schnelles und sehr wirkungsvolles Hilfsmittel. Von Gesichts- und Kopfdampf über Fußdampf und Unterleibs- bzw. Volldampf reicht die Palette, die bei Erkältungen, Hautunreinheiten, Gicht, Rheuma, Stoffwechselstörungen, Nieren- und Darmkoliken, Leberstauung und -schwellung, Gebärmutterkrämpfen, Menstruationsbeschwerden, Erschöpfungszuständen und anderen Leiden hilft. Sie können alle unterschiedlichen Methoden zu Hause praktizieren, wobei es bei einem Volldampf einfacher wäre, in eine Sauna zu gehen. Für Herz- und Kreislaufkranke sind Dämpfe nicht geeignet.

Für eine Heilung und Linderung bei Blasen- und Nierenleiden sorgt insbesondere der Unterleibsdampf. Wollen Sie diesen zu Hause durchführen, brauchen Sie dafür folgende Utensilien: Einen großen breiten Topf, einen Stuhl mit durchlöchertem und damit dampfdurchlässigem Sitz, zwei Leintücher und zwei Wolldecken. Bringen Sie zunächst in dem Topf einige der Kräuter zum Sieden, die wir Ihnen bei den Bädern empfohlen haben. Stellen Sie den Topf unter den Stuhl, auf den Sie sich mit freiem Unterkörper setzen. Umhüllen Sie sich mitsamt dem Stuhl und dem Topf mit Tüchern und Decken, so daß kein Dampf entweichen kann. Bleiben Sie 20 bis 30 Minuten so sitzen. Legen Sie sich anschließend in das vorgewärmte Bett.

Warme Kompressen und Wickel

Kompressen, Wickel und Packungen tragen mit ihrer schmerzstillenden und schweißtreibenden Wirkung erheblich zum Heilungsprozeß bei. Sehr wichtig ist dabei die Ausscheidung von Giften und Schlackenstoffen.

- Bei einer Blasenentzündung hilft oft eine warme Kompresse: Falten Sie ein Tuch mehrfach, tauchen es in warmes Wasser und wringen es kräftig aus. Dann legen Sie das Tuch für etwa 30 Minuten auf Ihren Unterleib.
- Bei Nierenproblemen bereiten Sie sich einen heißen Wickel: Nehmen Sie etwa sechs Handvoll frisches Zinnkraut (in der Apotheke erhältlich) und setzen es zwei Stunden in zwei Liter kaltem Wasser an. Anschließend erwärmen Sie das Wasser auf ungefähr 37° C. Tauchen Sie dann ein Frotteehandtuch in den heißen Absud und wringen es aus. Legen Sie den heißen Wickel auf Ihren unteren Rücken in Höhe der Lendenwirbelsäule. Darüber wickeln Sie ein trockenes Tuch und legen sich abschließend eine Wolldecke um. Achten Sie darauf, daß der Wickel nicht auskühlt. Die Behandlung sollte etwa eine Stunde dauern, in dieser Zeit muß der Wickel mehrmals gewechselt werden.

Einige Worte zum Schluß

Sie sind nun am Ende unseres Ratgebers angelangt und sicherlich in der Lage, sensibel und aktiv mit den Problemen rund um die verschiedenen Harnwegserkrankungen umzugehen.

Noch einmal unser dringender Rat: Wenn Sie mit den hier vorgeschlagenen Maßnahmen und Heilmitteln nicht zurechtkommen, oder wenn Sie bereits unter starken Schmerzen leiden, so scheuen Sie bitte nicht den direkten Weg zum Arzt!

Und seien Sie gewiß: Mit seiner Hilfe und mit unseren Ratschlägen können Sie Ihre körperlichen Beschwerden im Blasenbereich über kurz oder lang in den Griff bekommen.

Wir wünschen Ihnen viel Erfolg!

Register